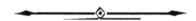

ISBN 978-0-656-74471-8
PIBN 10611711

STUDIEN

ÜBER

ENTWICKELUNGSGESCHICHTE

DER TIERE

VON

D.ᴿ EMIL SELENKA

PROFESSOR IN ERLANGEN.

FÜNFTES HEFT.

MIT ZWÖLF TAFELN IN FARBENDRUCK.

WIESBADEN.

C. W. KREIDEL'S VERLAG.

1892.

DRUCK VON CARL RITTER IN WIESBADEN.

INHALT.

4. Affen Ostindiens.

(Fortsetzung.)

Seit der Drucklegung meiner früheren Beobachtungen über die Entwickelung der Affen der alten Welt (Seite 195—206 dieses Heftes) habe ich Gelegenheit gefunden, eine grössere Anzahl jüngerer und älterer Affeneier zu untersuchen und dadurch meine Erfahrungen über den Entwickelungsgang dieser Tierformen mannigfach zu ergänzen und zu erweitern. Wenn ich trotzdem die neugewonnenen Resultate jetzt noch zurückhalte und meine Beschreibungen vorläufig abbreche, so geschieht dies aus gutem Grunde. Der Erhaltungszustand meiner Präparate ist nämlich recht mangelhaft und macht es nur in einzelnen Fällen möglich, die histologische Struktur des Embryos, der Eihäute und der Placenta mit befriedigender Genauigkeit zu studieren.

Daher habe ich mich entschlossen, noch einmal die Entwickelung der niederen und höheren ostindischen Affen in deren Heimatlanden zu verfolgen. Geleitet von den bisherigen Erfahrungen werde ich meinem Ziele zweifellos näher kommen als dieses bisher möglich war, und genauere Aufschlüsse erhalten sowohl über die morphologischen und histologischen Umwandlungen, welche Frucht und Uterus während der Trächtigkeit erfahren, als auch über die physiologischen Bedingungen der Befruchtung.

Nur einige wichtige Ergänzungen der früheren Angaben und Bemerkungen über die Lage und Form der Placenten möge hier schon zur Besprechung kommen.

1. Die Anheftung der jungen Keimblase kann sowohl am d o r s a l e n wie am v e n t r a l e n Haftfleck der Uterusschleimhaut beginnen, so dass bald die Dorsoplacenta, bald die Ventroplacenta zuerst angelegt wird. Ausnahmslos geschieht jedoch die Verlötung der Keimblase mit dem Uterus an einem der beiden, einander gegenüber liegenden Haftflecke, also an vorgebildeten, identischen Stellen.

2. Das M e s o d e r m p o l s t e r, welches das Exocölom der jungen Keimblase durchsetzt und teilweise erfüllt, zeigt bei gleichalterigen Keimblasen die verschiedenste Ausdehnung, wie denn auch der Umfang der Eier selbst, sowie der Placenten, bedeutende Differenzen aufweist. Oft war ich bei der Eröffnung kleiner Eier überrascht, den Embryo fast die ganze Keimblasenhöhle ausfüllen zu sehen (Tafel XXXVI Fig. 9), während in anderen Fällen das Mesodermpolster wohl drei Viertel des Exocöloms erfüllte und der Embryo dem Chorion an einer beliebigen Stelle angelagert war (Fig. 6).

3. Das anfangs kugelige, später birnförmige N a b e l b l ä s c h e n bleibt immer winzig klein. Stets fand ich dasselbe durch einzelne Bindegewebsstränge am Mesodermpolster festgehalten oder sogar ganz in letzteres eingebettet, so dass es oft grosse Vorsicht erforderte es frei zu legen. Die Wand des Dottersäckchens weist ein deutliches Gefässnetz auf; doch fällt das ganze Gebilde frühzeitig der Resorption anheim, indem es durch das sich ausweitende Amnion gegen das Chorion gepresst und abgeplattet wird. Bei Föten von einigen Centimetern Länge ist es mir selten gelungen, die Reste des Dottersackes noch aufzufinden.

4. Bedeutenden individuellen Schwankungen unterliegen F o r m u n d G r ö s s e n - v e r h ä l t n i s d e r b e i d e n P l a c e n t e n. Bald ist die Ventroplacenta kleiner, bald die Dorsoplacenta; seltner sind beide von gleicher Grösse. Häufig ist die kleinere Placenta auffallend dicker, zuweilen ist es umgekehrt. Allermeist stehen die zwei Placenten sowohl rechts als links durch zwei bis drei Gefässbrückchen mit einander in Verbindung (Tafel XXXIX und XL), doch kann ausnahmsweise eine dieser Verbindungen fehlen (Taf. XL Fig. 5). In mehreren Fällen wurde eine vollständige Verschmelzung der Placenten beobachtet, sei es dass beide nur durch eine schmale Brücke miteinander in Verbindung standen (Taf. XL Fig. 1 und 5), sei es dass ein breiter Placentargürtel im Dreiviertelkreis ausgebildet war (Tafel XL Fig. 3). Bei einer halbausgereiften Frucht des Javaaffen traf ich einmal sogar nur eine einzige rundliche Placenta an; die auf Seite 197 versuchte Deutung, nach welcher die Ausbildung eines zweiten Mutterkuchens unterblieben wäre, ist vielleicht dahin abzuändern, dass hier beide Placenten frühzeitig mit einander verschmolzen seien, um sich zu einer Scheibe abzurunden (Taf. XXXIX Fig. 5). Unter zehn Fällen fand ich durchschnittlich

    a) sechsmal die Ventroplacenta und fünfmal die Dorsoplacenta grösser; einmal waren beide von gleicher Ausdehnung und Dicke;

    b) neunmal verlief der Nabelstrang zur grösseren, einmal zur kleineren Placenta;

    c) achtmal waren beide Placenten getrennt, zweimal mit einander verwachsen.

Diese Durchschnittszahlen wurden aus 40 untersuchten Föten gewonnen.

5. Z w i l l i n g s f r ü c h t e traf ich nur ein einziges Mal an, und zwar bei einem Javaaffen. Beide Nabelstränge hafteten an der grösseren Dorsoplacenta. Jeder Embryo lag in seinem eigenen Amnion eingeschlossen.

6. Meine frühere Mitteilung, dass das Ei des H y l o b a t e s von einer dicken Decidua reflexa umschlossen wird, kann ich nochmals bestätigen.

5. Keimbildung des Kalong (Pteropus edulis).

Tafel XLI.

In dem Kampf um die Form, welchen die Gebärmutter der Säugetiere und ihr Parasit, der Embryo, während der Schwangerschaft mit einander auszufechten haben, erleiden beide Teile tiefgreifende cänogenetische Veränderungen, denn sie müssen sich wechselseitig anpassen.

Im Einklang mit den Vererbungsgesetzen lassen sich zwar bei den einzelnen Säugetierstämmen ganz bestimmte Stilarten unterscheiden, nach denen Uterus und Embryo während der Trächtigkeit sich ausgestalten; aber innerhalb solch einer Reihe von wesentlich gleichem Entwickelungsstil können Ausnahmen auftreten: der typische Bauplan wird nicht mehr strenge eingehalten und erfährt überraschende Abänderungen, zumal während der frühen Entwickelungsphasen, wo die Biegsamkeit sowohl der embryonalen wie der uterinen Gewebe sehr gross ist.

Die eigentlichen Ursachen derartiger cänogenetischen Umbildungen sind wohl nur in seltenen Fällen zu erraten, besonders weil es allermeist fraglich bleibt, ob die eingetretene Neuerung durch Wechsel der Funktion oder der Gestalt hervorgerufen, ob sie von Seiten des Embryo oder des Uterus inszeniert sei. Desto sicherer muss es bei genügendem Vergleichsmaterial gelingen, cänogenetische Formwandlungen des Keimlings wie der Gebärmutter in ihrem plastischen Aufbau zu verstehen, d. h. morphologisch zu deuten, mithin auf den regulären Formungsmodus zurückzuführen und als heterochronische oder lokale Verschiebungen, als Rück- oder Fortschrittsbildung, als Rückschlag oder Vererbungskürzung zu bestimmen.

In der Keimesgeschichte des Kalong treffen nun, entsprechend der Sonderstellung, welche dieses Flattertier in der Reihe der Mammalien einnimmt, die seltensten Neuerungen zusammen. Eine bisher unbekannte Art der Keimblatt-Inversion, sodann die frühzeitige Umgestaltung der Dotterblase zu einer mächtigen, gefässreichen und soliden Platte, ferner die Vorwucherung der Mucosa uteri zu einem langen Placentarstiel, endlich die zeitweilige Umkapselung der Keimblase durch eine flaschenförmige Decidua reflexa, die sich jedoch später wieder zurückklappt — sind Prozesse, wie sie zusammen bei keinem anderen Säugetiere vorkommen dürften. Die grösste Ähnlichkeit bietet noch die Entwickelung der einheimischen insektenfressenden Fledermäuse, bei denen z. B. auch die gleiche Art der Blätterinversion wie beim Kalong stattfindet, eine Thatsache, welche ich unlängst zu konstatieren Gelegenheit hatte.

Der näheren Beschreibung dieser hier angedeuteten Entwickelungsvorgänge seien einige Bemerkungen vorausgeschickt, auf welche Weise ich mir das Untersuchungsmaterial verschaffte.

Auf den Eilanden des malayischen Archipels, sowohl auf den grossen Sundainseln als den kleinen Koralleninseln, trifft man häufig Scharen des fliegenden Hundes, Pteropus edulis, in der Volkssprache „Kalong" genannt. Diese Geschöpfe sind, gleich den Fledermäusen, Nachttiere. Den Tagesschlaf halten sie, bis zu 500 Individuen vergesellschaftet, auf hohen Bäumen ab, zumal den bis 200 Fuss hohen Waringin-, Dadap- und Kapokbäumen, aufgehängt an einem oder beiden Hinterfüssen, wie dies in BREHM's Tierleben sehr gut im Holzschnitt dargestellt ist. Mit anbrechender Dämmerung suchen die Kalongs die früchttragenden Bäume auf, oft viele Meilen weit in die Runde ausfliegend, und kehren erst in der Morgendämmerung an ihre Schlafstellen zurück. Ihr Flug ist sehr hoch. Um der Tiere habhaft zu werden, muss man sie während des Tagesschlafes von den Ästen herabschiessen. Freilich verscheucht der erste Knall fast alle Tiere sofort, indem sie sich unter lautem Gekreisch erheben, wie eine schwarze Wolke den Himmel verfinsternd, um dann einen anderen, oft stundenweit entfernten Ruheplatz aufzusuchen. Erfolgreich ist auch die nächtliche Jagd, wo man die Tiere einzeln aus den niedrigen Fruchtbäumen abschiesst. Um das Korn des Flintenlaufes zu erkennen, wird auf dasselbe ein Stückchen Zunder oder, was mir jedoch zu grausam schien, ein Leuchtinsekt befestigt.

Die Periode der Fortpflanzung scheint auf Juli bis September beschränkt; wenigstens enthielten die erwachsenen, im Juli erlegten Weibchen sämtlich noch eine Keimblase, die gegen Ende August erbeuteten aber schon fast ausgetragene Föten.

I. Die Keimblasen.

Tafel XLI.

Obwohl ich eine grosse Anzahl von Uteri und Ovidukten in Schnitte zerlegte, bei denen ein junges befruchtetes Ei zu vermuten war, so bekam ich doch kein einziges Furchungsstadium zu Gesicht. Die jüngste Keimblase zeigte sich schon durchaus zweiblätterig und mit dem Uterus innig verwachsen. Um so reicher ist mein Material an älteren Keimblasen bis zum Auftreten der Urnierenbläschen aufwärts, so dass ich an meinen Schnittpräparaten die merkwürdige Umformung der Keimscheibenanlage Schritt für Schritt verfolgen kann. Die älteren dieser Keimblasen bieten jedoch nichts Bemerkenswertes dar, sondern gleichen so sehr denen der Maus und der übrigen Deciduaten, dass ich mich hier auf die Besprechung der Blätteranlage und deren Metamorphose beschränke.

Das Ei des Kalong heftet sich an der mesometralen Wand des Uterus fest, entweder im rechten oder linken Uterushorn, stets unweit der Eingangspforte des Oviduktes in den Uterus. An dieser Stelle zeigte sich ausnahmslos die Mucosa in Form einer breiten Warze erhoben, deren Gipfel die Keimanlage trägt (Fig. 3 und 8). Es ist sehr wahrscheinlich, dass diese Verdickung der Schleimhaut, welche sich rasch vergrössert und zu einem langen Placentarstiel auswächst, erst nach erfolgter Anheftung des Eies hervorwuchere.

A. Zweischichtige Keimblase.

Die jüngste Keimblase (Fig. 1 und 2) gleicht einer dünnwandigen Halbkugel, von deren verdickter Basis ein etwas excentrisch gelegenes Zäpfchen nach innen vorspringt, wie das Licht in einer Laterne. Die Kuppel der Keimblase ragt frei ins Lumen des Uterus vor, während die Basis fest mit dem Uterus verwachsen ist, ganz ähnlich wie die etwas ältere Keimblase Ch in Fig. 3 dieses zeigt. Auf Dünnschnitten unterscheidet man erstens das Entoderm, welches als geschlossenes einschichtiges Zellenlager die innere Keimblasenwand auskleidet und das Zäpfchen überzieht, zweitens das Ektoderm. Das letztere lässt erkennen: a) ein einfaches Lager kubischer Zellen im Kuppelteil der Keimblase; b) die flache Placentarregion Z, welche mit dem Uterus verwachsen ist und aus welcher kegelförmige Zottenanlagen in die Schleimhaut vorspringen; c) einen zapfenförmigen, soliden Zellenhaufen, der zwar noch mit dem placentaren Ektoderm in Kontakt steht, aber histologisch bereits von demselben abgesetzt erscheint. Dieser Zapfen (Fig. 2 y) enthält aber auch noch die Bildungsherde der beiden Mesodermlappen, also entodermale Elemente (vergl. Fig. 7 Coel). Der Kürze wegen sei der Zapfen als formatives Ektoderm bezeichnet.

Der Zapfen nebst dem ihn überziehenden Entoderm stellt die gesamte Anlage des Fruchthofes nebst den wahren Amnionfalten dar. Schon Figur 3 und 4 weisen darauf hin. In der letzteren Abbildung sieht man den erwähnten Ektodermzapfen oder das „formative Ektoderm" durch ringförmige Einfaltung des Innenblattes vollständig vom Zottenektoderm abgehoben und gegen das Zentrum der Keimblase vorgeschoben. Aus dieser Phase der Entwickelung besitze ich mehrere ganz übereinstimmende Keimblasen.

Der nächste wichtige Vorgang ist die Umwandlung des Ellipsoids formativer Ektodermzellen zur Hohlkugel (Figur 5 und 6). Eingeleitet wird dieser Prozess durch Untergang der zentralen Zellen, wie ich aus den unregelmässig gestalteten Kernstückchen entnehme, welche in der Höhlung zerstreut gefunden werden; es ist ein typisches Bild des Kernzerfalles. In der Figur 6, die nach einem wundervoll konservierten Präparate mittels der Camera gezeichnet ist, fällt ein Vorsprung d ins Auge; da andere gleichalterige oder etwas ältere Keimblasen dieses Gebilde nicht erkennen lassen, darf man wohl annehmen, dass es bedeutungslos ist. Beachtenswert ist dagegen der zipfelige Vorsprung, welcher sich zwischen die Faltenränder des Entoderms nach aussen drängt; dieser Zipfel kennzeichnet nämlich die Lage des künftigen Primitivstreifs und der Cölomtaschen; er ist also entodermaler Natur.

B. Das Mittelblatt.

Indem der Placentarstiel der Uteruswand sich immer mehr verlängert und die Keimblase weiter ins Lumen der Gebärmutter vorschiebt, legt sich im Embryo das Mittelblatt an. Zur Orientierung sei erwähnt, dass Uterus und Keimling der in Figur 7 dargestellten Keimscheibe im allgemeinen noch dasselbe Bild darboten, wie Figur 5; ich begnüge mich deshalb mit der Besprechung der Embryonalanlage selbst.

Die Figur 6 ist nach einem Modell gezeichnet, welches ich nach der BORN'schen Modelliermethode aus Wachsplatten von $1/2$ Millimeter Dicke rekonstruiert habe; die Schnittserie ist lückenlos. Ein Blick auf die Abbildung, welche nur die Hälfte der blasenförmigen Keimanlage darstellt, lehrt, dass das Ektoderm innen, das Entoderm aussen liegt; die Keimblätter zeigen die sogenannte invertierte Lage! Der innere Hohlraum α ist die Amnionhöhle, in Md sind Medullar- oder Kopfwülste (welche sich auf der anderen, hier fehlenden Modellhälfte bis gegen den [entodermalen] Primitivstreif hinziehen), bei Coel sind die Primitivrinne und die beiden Cölomtaschen im Schnitt getroffen. Das Darm-Entoderm en überzieht die kugelige Embryonalanlage und biegt in scharfem, ringförmigen Knick auf die Keimblasenwand über.

Es sei ausdrücklich hervorgehoben, dass ich mehrere nahezu gleichalterige Keimblasen des Kalong in toto und in Schnittserien mit einander vergleichen konnte und stets die Anlage des Mittelblattes in der Gestalt zweier hohlen Taschen nachzuweisen vermochte. Es mag auffallen, dass diese ursprüngliche Bildungsweise des Mesoderms als Urdarmdivertikel bei einem höheren Säugetiere wieder zur Erscheinung tritt, während die Taschenform der Mittelblattanlage bisher nur bei den Eiern etlicher Fische, der Amphibien und einiger Reptilien nachgewiesen werden konnte. Ich erinnere daran, dass ich bei einem Beuteltierembryo (siehe die erste Mitteilung dieses Heftes) die gleichen Taschen der Mesodermanlage beobachten konnte, und der vorliegende Fall erscheint demnach weniger befremdend.

Sobald die Kugel formativer Zellen eine Höhlung erhalten hat, geht die Weiterbildung der Embryonalanlage normal von statten, allein mit dem Unterschiede, dass hier der Rücken konkav gekrümmt ist, die Bauchseite konvex. Erst nach und nach streckt sich der Embryonalschild.

Ein halbes Dutzend Zwischenstadien, von der hohlkugeligen bis zur gestreckten Keimanlage, liegen vor mir, teils als intakt herauspräparierte Blasen, teils in Schnittserien. Alle Präparate rufen im wesentlichen dasselbe Bild hervor, wie die korrespondierenden Embryonalphasen der Nager mit Blattinversion, und ich verweise daher auf die bildlichen Darstellungen des ersten und dritten Heftes dieser „Studien". Figur 9 (Tafel XLI) zeigt einen Querschnitt des Uterus und der eingeschlossenen Embryonalanlage des Kalong; Figur C ist etwas schematisiert.

Über die Veränderungen, welche der Uterus während der Trächtigkeit erleidet, hat Herr Dr. GÖHRE im folgenden Kapitel berichtet. Ich will nur noch erwähnen, dass etliche der im Placentarbezirke gelegenen Uterindrüsen eine enorme Ausweitung erfahren: sie füllen sich mit Leucocyten (Tafel XLI Fig. 3, 4, 5, 9 Dr) und stellen Nahrungsreservoire für die benachbarten Placentargewebe dar. Zugleich erweitern sich die Blutgefässe, ohne jedoch eine ähnliche Mächtigkeit zu erreichen.

Der Placentarstiel (Fig. 5, 8 und 9 Pl) zeigt nicht überall die gleiche Gestalt; bald ist er an seiner Wurzel stark eingeschnürt, so dass Mutterkuchen und Reflexa samt der umkapselten Keimblase wie eine gestielte Beere der Uteruswand ansitzen, bald ist seine Basis breiter als der Hals.

Auch die Decidua reflexa uteri weist mancherlei Unterschiede auf, sowohl in der Schnelligkeit ihres Wachstums, als in der Form ihrer Ränder. In Figur 8 habe ich einen Teil des trächtigen Uterus abgebildet, in welchem der Placentarstiel sehr lang ist und die Decidua reflexa die Keimblase ganz ungleichmässig überwachsen hat, wodurch das freibleibende Chorionfeld Ch ganz zur Seite zu liegen kam. In anderen Fällen sind die Ränder der Decidua reflexa fast ganz gleichmässig vorgeschoben. Dieselben sind bald ganzrandig, meist gelappt (Tafel XLII Fig. 5). Die Reflexa ist eben ein cänogenetisches Gebilde, welches um so weniger in feste Form geprägt wurde, als es sich stets frühzeitig wieder von der Keimblase zurückzieht, um endlich in der eigentlichen Placenta aufzugehen!

II. Die Blattumkehr.

Nachdem es gelungen ist, die rätselhafte, von VON BISCHOFF am Ei des Meerschweinchens entdeckte umgekehrte Lage der Keimblätter auf eine Modifikation des normalen Bildungsvorganges zurückzuführen[1]), wurde von verschiedenen Seiten der Versuch gemacht, den Grund dieser sonderbaren cänogenetischen Veränderung zu ermitteln. So erklären VAN BENEDEN und JULIN[2]) die Blattinversion als Folge einer abnorm frühzeitigen Entwickelung des Amnion, während FLEISCHMANN[3]) dieselbe als die, auf eine frühere Embryonalzeit verschobene Einsenkung des Embryos in den Dottersack betrachtet, wie solche für die Nager ganz charakteristisch ist. Ob die feine Deutung FLEISCHMANN's, welche auf eine heterochronische·Acceleration der Umbildung des Dot-

---

1) Vergleiche das erste und dritte Heft dieser Studien.
2) ED. VAN BENEDEN et CH. JULIN, Recherches sur la formation des annexes foetales chez les Mammifères. Archives de Biologie, tom. V, 1884.
3) A. FLEISCHMANN, Embryologische Untersuchungen. Zweites Heft. Wiesbaden, C. W. KREIDEL, 1891. B. Die Umkehr der Keimblatter. Seite 123—141, Taf. VIII.

tersackes zur Napfform hinausläuft, auf eine Formübereinstimmung der jungen invertierten Keimblattanlage mit der älteren normalen Entwickelungsform der Lagomorphen und Sciuromorphen — ob diese Deutung FLEISCHMANN's befriedigen kann, steht dahin. Eine eigentliche Erklärung der Blattinversion versucht FLEISCHMANN auch nicht, und wie ich glaube, lässt sich eine solche auch nicht aus seiner Anschauung gewinnen. Denn wenn man mit diesem Autor annimmt, die Ausgestaltung des Dotters zur Napfform habe die Veranlassung gegeben zur Blattinversion, so bleibt doch unerläutert, warum auch die Keimscheibe selbst eine provisorische Formveränderung erleiden solle. Ferner wäre die Schlussfolgerung, welche man aus FLEISCHMANN's Betrachtungen ableiten muss, dass nämlich Blattinversion an die Napfgestalt des Dottersackes gebunden sei, unrichtig; denn auch bei Talpa, Vespertilio und Pteropus trifft man Blätterumkehrung, obwohl diese Tiere den Nagern ferne stehen und eine ganz abweichende Gestalt des Dottersackes aufweisen.

Noch weniger befriedigt die Ansicht VAN BENEDEN's und JULIN's, welche die verfrühte Amnionbildung für die zeitweilige Umlagerung, Umkrämpelung der Keimblätter verantwortlich machen wollen. Denn erstens bleibt es unverständlich, warum ein so ausdrucksloses Organ wie das Amnion im stande sein könne, aus eigener Initiative die ganze Embryonalanlage zu revolutionieren, und zweitens wurde von mir nachgewiesen, dass bei Arvicola und Mus die Amnionbildung erst beginnt, nachdem der Prozess der Blattumkrämpelung nahezu wieder ausgeglichen ist. Die Definition dieser Autoren wäre daher höchstens auf das Ei des Meerschweinchens und der Flattertiere anwendbar (siehe unten).

Wenn es nun glückte, einen während der Gastrulation schon auftretenden Vorgang zu entdecken, welcher allen Eiern mit späterer Blattumkehr gemeinsam zukommt, dagegen den Eiern sämtlicher übrigen Säuger fehlt, so wäre der Prozess vielleicht dem Verständnisse näher geführt. Solch einen, die Blattinversion einleitenden Vorgang glaubte ich früher schon gefunden zu haben, und ich sehe mich, nachdem ich die Blätterumkehr bei allen Tierarten, wo dieselbe beobachtet ist, aus eigener Anschauung verfolgt habe, genötigt, meine Anschauungen hier aufs neue zu vertreten.

Ich betrachte die Blätterumkehr als unmittelbare Folge der frühzeitigen Verwachsung der Keimblase mit der Uteruswand.

Bei allen Säugern mit Blattinversion, nämlich bei Arvicola arvalis und A. (Hypudacus) amphibius, bei Mus musculus und Mus decumanus, bei Cavia cobaya, Talpa, Vespertilio und Pteropus verwächst die Keimblase viel früher mit dem Uterus, als dies bei den übrigen Säugetieren geschieht. In der Regel ist der Keimblase Zeit gelassen, um auf der kugeligen Keimblasenfläche den Fruchthof anzulegen und danach, unter gleichzeitiger Entstehung der Amnionfalten, gegen das Innere der Keimblase vorzurücken. Wenn dagegen derjenige Teil der Keimblasenwand, aus welchem der Fruchthof hervorgehen soll, allzu zeitig mit dem Uterus zu verwachsen beginnt, so ist die Möglichkeit abgeschnitten, dass der Fruchthof sich normal anlegt. Je nach der Lage in welcher das Ei verwächst mit dem Uterus, oder je nach der Schnelligkeit, mit welcher diese Verwachsung vorwärtsschreitet, lassen sich, wie ich glaube, vier verschiedene Typen der sogenannten Blätterumkehr, — besser gesagt vier verschiedene Modifikationen der Einstülpung des Fruchthofes unterscheiden.

1. Die geringste Abänderung erfährt das Ei der Feld- und Wassermans, Arvicola arvalis und Arvicola amphibius, wo anfangs nur das ausserhalb des Fruchthofes gelegene Keimblasenektoderm mit dem Uterusepithel verwächst und wo die Keimblase noch Raum genug vorfindet, um sich frühzeitig zum Cylinder auszuweiten. Das Fruchthofsgebiet vermag sich bei fortschreitender Vergrösserung aber nicht in der Ebene auszudehnen, da der ganze Keimcylinder vom Uteringewebe fest umlagert ist, und Folge davon ist die Einstülpung des Fruchthofes ins Innere des Keimcylinders hinein: Fruchthof nebst Amnionanlage, offenbar durch Raummangel verhindert, sich scheibenförmig auszudehnen, werden gezwungen, ebenfalls Cylinderform anzunehmen; und wenn man diesen cylindrischen Fruchthof allein ins Auge fasst, so liegt das Entoderm aussen, das Ektoderm aber innen, d. h. die Grundblätter sind eingestülpt, umgekehrt, invertiert. Dieser cylindrische Fruchthof entwickelt sich aber in typischer Art weiter und breitet sich endlich, nachdem auch die beiden Amnionfalten aufgetreten sind, flächig aus u. s. w. (Vergl. Tafel III und XVI dieser „Studien").

Gleichsam den Beginn, den Anlauf zu solch einer Einstülpung des Fruchthofes beobachtete HEAPE bekanntlich im Ei des Maulwurfes; die Einsenkung vertieft sich jedoch nur napfartig und verstreicht wieder schon vor dem Erscheinen der Amnionfalten.

2. Bei der Hausmaus und Wanderratte, Mus musculus und Mus decumanus, tritt eine neue Variante hinzu, indem die Keimblase noch früher als im Arvicola-Typus, nämlich schon während des Auftretens der Urentodermzellen, also im Beginn der Gastrulation, mit dem Uterusepithel verlötet und alsbald, nach raschem Schwund des letzteren, dicht von Mesodermgewebe der Gebärmutter umschlossen wird; nur der Fruchthof-Anteil der Keimblase bleibt vorläufig unbedeckt und schaut noch frei in das Uteruslumen. Die engumkapselte cylindrische Keimblase benimmt nun offenbar den formativen (Embryo und Amnion bildenden) Keimzellen, welche frei in das Uteruslumen schauen, die Möglichkeit, sich ebenso zu entwickeln wie beim ersten Typus, und in der Gestalt einer Vollkugel, die anfangs aus etwa 50 Zellen bestehen mag, sondert sich das formative Ektoderm und wird von dem nachwachsend sich einstülpenden Chorionektoderm weiter ins Innere der Keimblase vorgedrängt. Die distalen Zellen dieser „Ektodermkugel" treten auffallender Weise bald wieder mit dem nachdrängenden Chorionektoderm in gewebliche Verbindung, die Ektodermkugel erhält eine Höhlung und die gesamte Keimblase gleicht jetzt ganz derjenigen des Arvicola-Typus. Das formative Ektoderm blieb während dieser Veränderungen stets von dem einschichtigen Entoderm überlagert.

Ausdrücklich sei nochmals hervorgehoben, dass in der „Ektodermkugel" auch die Bildungsstätten der Mesodermlappen enthalten sind, mit anderen Worten dass dieselbe auch noch entodermale Elemente umfasst.

3. Anders geschieht die Umkapselung durch uterine Bindesubstanz, und anders erscheint daher auch die Blattinversion bei Cavia cobaya. Es wird hier die ganze Keimblase ringsum vom Uteringewebe umwachsen, auch der Fruchthof-Anteil derselben. — Gemäss unsern modernen Anschauungen, dass schon in dem sich abfurchenden Ei, um so mehr in der Blastula und Gastrula, die einzelnen Zellen mit einer bestimmt vorgeschriebenen Rolle zukünftiger Gewebsbildung betraut sind, darf man erwarten, dass die am Bildungspole des Eies gelagerten Ektodermzellen ihre Aufgabe trotz der störenden Verwachsungsvorgänge erfüllen werden, indem sie sich zum Aufbau des Embryonalleibes und des Amnion anschicken. Dies geschieht auch, ähnlich wie beim zweiten Typus, durch rechtzeitige Abschnürung der formativen Zellen, welche Kugelgestalt annehmen. Da nun der Uterus des Meerschweinchens, der viel voluminöser ist als derjenige der Ratten und Mäuse, schon im Beginn der Trächtigkeit eine auffallende Lockerung in der Umgebung der Keimblase erfährt, so hat letztere Gelegenheit, zum langen Cylinder auszuwachsen. Das einschichtige Entoderm vermag sich ebenfalls zur Cylinderform auszudehnen, wobei es die anklebende Ektodermkugel mitnimmt und weit von ihrer Ursprungsstätte entfernt. Eine nachträgliche Verwachsung des formativen Ektoderms mit dem peripheren Keimblasenektoderm, wie dies beim zweiten Typus beobachtet wird, ist dadurch ausgeschlossen. Zwar hat es den Anschein, als solle diese Verwachsung dennoch zustandekommen; denn von der Ursprungsstätte der Ektodermkugel hebt sich jetzt ein einschichtiges Zellenlager sackförmig los und wächst der ersteren entgegen, macht aber bald wieder Halt und fiacht sich endlich wieder ab, sobald der Keimcylinder in die Kugelform übergeht. Diese ektodermale Membran halte ich für die Aussenlamelle des Amnion, während der Bildungsherd der Innenlamelle desselben, das eigentliche Amnion, in der Ektodermkugel enthalten ist.

Typus 2 und 3 der Fruchthof-Einstülpung gleichen sich demnach darin, dass die Bildungszellen des wahren (ektodermalen) Amnion zusammen mit dem embryogenen Ektoderm als Kugel abgeschnürt werden von der Bildungsstätte des falschen Amnion (Aussenlamelle des Amnion); beide Typen unterscheiden sich dadurch, dass die getrennten Bildungszellen des wahren und falschen Amnion beim Ratten-Typus später wieder in gewebliche Vereinigung treten, während sie im Meerschweinchen-Typus ein für allemal getrennt bleiben!

4. Noch einen Schritt weiter modifiziert erscheint die Blätter- oder Fruchthofinversion bei Vespertilio und Pteropus. Übereinstimmend mit dem Meerschweinchen verwächst die Fruchthofregion der Keimscheibe auch bei diesen Thieren schon während der Gastrulation mit dem Uteringewebe, und es hebt sich eine kleine Kugel

formativer Zellen dauernd vom Chorionektoderm ab. Aber es unterbleibt die Sonderung eines falschen Amnion gänzlich, indem vermutlich dessen Bildungszellen im Chorion aufgehen.

Es ist nicht unwahrscheinlich, dass die Blätterumkehr, Fruchthofinversion, oder wie man sonst diesen Prozess bezeichnen will, unabhängig von einander 1) bei Talpa, 2) den Murinen, 3) Cavia und 4) den Flattertieren sich herausgebildet habe; ferner dass die Blattumkehr auch noch bei einigen anderen Deciduaten könne nachgewiesen werden. Das wäre auch keineswegs wunderbar. Finden sich doch im Tierreiche analoge Fälle zur Genüge! Beim Amphioxus, den Amphibien legt sich das Mesoderm in der ursprünglichen Form von Urdarmsäcken an, aber bei vielen höheren und niederen Wirbeltieren entsteht das Mittelblatt in Gestalt solider Platten oder lockerer Zellennetze. Und Ähnliches gilt von der Anlage der Leber, der Schilddrüse, des Oviduktes. Ebenso wie beim Hai, bei den Sauropsiden die typische Anlage der Mesodermsäcke sich verwischt hat, indem der massige Nährdotter den Fruchthof abplattete, die Mesodermblätter zusammenpresste und die eingeschlossene Höhlung verschwinden machte, ebenso ist bei einigen Säugetieren durch die frühzeitige Fixierung der Keimzone eine Zusammendrängung oder Aufhäufung der formativen Zellen bewirkt, und dadurch die Fruchthofinversion hervorgerufen. Nicht eine rätselhafte, in ihren Ursachen ganz unbegreifliche Acceleration der Amnion- oder Fruchtanlage scheint hier vorzuliegen, sondern eine einfach mechanische, zeitweilige Verlagerung der Keimzellen.

Die Blätter- oder Fruchthofinversion läuft nicht auf eine zeitliche Verschiebung der Organanlage hinaus, sondern auf eine lokale Verschiebung.

6. Dottersack und Placenta von Pteropus edulis, L.

Von

Dr. phil. Rud. Göhre. [1]

Hierzu Tafel XLII.

Die folgenden Mitteilungen geben Aufschluss über die **embryonalen Nähr-organe** des sundanesischen fliegenden Hundes. Lage und Beschaffenheit der scheiben-förmigen Placenta, sowie das Verhalten des Dottersackes erinnern durchaus an die gleichen Gebilde der einheimischen **Fledermäuse** und bekräftigen damit die längst vermutete, öfter aber auch angezweifelte Verwandtschaft der **frugivoren** Flattertiere mit den **insektivoren.**

Herr Professor Dr. SELENKA gewann auf Java das Untersuchungsmaterial von **Pteropus,** und es wurde mir durch seine Liebenswürdigkeit der angenehme Auftrag, Teil zu nehmen an der Bearbeitung der Ontogenie dieses Tieres, speziell der späteren, in der Entwickelung weiter fortgeschrittenen Stadien. — Ich fühle mich meinem verehrten Lehrer für alle mir dabei zu Teil gewordene Unterstützung, für die Anleitung und Ein-führung in das mir früher ferner gelegene Gebiet der Entwickelungsgeschichte zu wärmstem Danke verpflichtet. Auch Herrn Privatdozenten Dr. FLEISCHMANN muss ich Dank sagen für mir immer bereitwilligst gewährte selbstlose Unterstützung.

Voraufschicken möchte ich einige Bemerkungen über die **Klassifizierung** und den **Bau** des Pteropus edulis.

Den Chiroptera insectivora gleichen die Frugivora, zu denen der **Kalong, Pte-ropus edulis,** gehört, ausserordentlich. Die Körperform, die auffallende Umwandlung der vorderen Extremitäten durch enorme Verlängerung ihrer Knochen sind beiden gemein-same Eigentümlichkeiten. Ebenso verbindet die **Flughaut** die Finger bis an ihre Spitze vollständig mit einander, lässt jedoch den Daumen frei. Derselbe wird zwar durch Fehlen der dritten Phalange etwas verkürzt, ist aber ausserordentlich stark und kräftig, wodurch er zum Klettern, seiner hauptsächlichsten Verwendung, gut geeignet erscheint. Von den

---

[1] Die hier folgenden Mitteilungen werden später auch als Erlanger philosophische Doctordissertation erscheinen.

Vordergliedmafsen breitet sich die Flughaut auf die Seiten des Rumpfes aus; die hinteren Extremitäten werden jedoch nur von einer schmalen Falte umfasst. Das Organ kann schirmartig zusammengefaltet und an den Rumpf angelegt werden.

Die Behaarung, die übrigens an der Flughaut, den Füssen und Ohren fehlt, ist braun bis schwarz gefärbt, dunkler am Rücken, heller am Kopf, Hals und Bauch; auch die Flughaut ist dunkelbraun bis schwarz gefärbt.

Der Kopf trägt lange, zugespitzte Ohren und erinnert in seiner Form und Physiognomie ausserordentlich an den Hund oder Fuchs, daher auch der Name „Flederhund“.

Die Milchdrüsen sind, wie bei anderen Chiropteren, an der Brust gelegen. Das einzige Junge saugt sich an denselben fest, mit den Vordergliedmafsen sich ankrallend und wird ausserordentlich lange, bis zur vollen Entwickelung, von der Mutter umhergetragen.

Wie bei den Insectivoren, so ist auch beim Kalong der Uterus zweihörnig; er hat einen kurzen, gemeinsamen Körper, der mit einem Cervix in die Scheide einragt.

Die Kalongs sind, wie die Fledermäuse, Nachttiere; sie schlafen tagsüber, oft zu vielen hunderten vereinigt, auf hohen Bäumen, an den Hintergliedmafsen aufgehängt. Mit beginnender Dunkelheit werden sie lebhaft. Sie bewegen sich sehr gut im Fluge, kriechen und klettern aber auch recht gewandt, indem sie sich mit den Krallen der vorderen Extremitäten einhaken und den Körper nachziehen.

Abgesehen von den Grössenunterschieden — der Körper des Kalong ist ungefähr 40 Centimeter lang und hat eine Spannweite der Flughaut bis zu 150 Centimetern — sind noch einige andere Unterschiede der Chiroptera frugivora und insectivora aufzustellen. Es ist bekannt, dass die Ernährung der Chiropteren eine ganz verschiedene ist und zur systematischen Trennung in frucht- und insektenfressende Flattertiere geführt hat. Demgemäss sind auch die Zähne verschieden; die Eckzähne der Insectivora sind stärker und kräftiger gebaut als die der Frugivora, die Reibflächen der Backenzähne bei den ersteren spitzhöckerig, sehr scharf, bei den letzteren hingegen breit und stumpfhöckerig. Das Gebiss von Pteropus edulis geht aus folgender Zahnformel hervor:

$$\frac{2}{1} \quad \frac{1}{1} \quad \frac{2 \cdot 3}{3 \cdot 3}.$$

Ein weiteres Unterscheidungsmoment liegt in der Bekrallung der Finger. Bei allen Chiropteren tragen sämtliche Zehen der Hintergliedmafsen ziemlich starke Nägel. Von den Vordergliedmafsen besitzt bei den Fledermäusen nur der Daumen, bei den Kalongs ausser diesem auch der Zeigefinger einen krallenartigen Nagel.

Während ferner bei Pteropus kein Schwanz vorhanden ist, auch die geringste, äusserlich bemerkbare Anlage desselben fehlt, haben die Fledermäuse einen solchen, wenn auch rudimentärer Art.

Was nun die Entwickelung betrifft, so scheint die Übereinstimmung zwischen den insekten- und fruchtfressenden Handflüglern in dieser Beziehung ebenso gross zu sein, wie die Übereinstimmung in der Gestalt. Darauf deuten die nachfolgenden Angaben hin.

Das von Java und den benachbarten Koralleninseln stammende, von Ende Juli bis Ende August erbeutete Material bietet ungefähr 25 verschiedene Entwickelungsstufen, die zwar keine fortlaufende Serie bilden, sondern in der mittleren Periode der Entwickelung eine Lücke lassen, es dennoch aber ermöglichten, die Anlage und Umformung der wichtigsten embryonalen Nährorgane, des Dottersackes und der Placenta, zu erkennen.

Der mühevollen Erbeutung des Materiales entsprechend, unterlag auch dessen Konservierung einigen Schwierigkeiten. Für die Färbung und für Schnittserien allein geeignet waren die in Spiritus und in MÜLLER'scher Flüssigkeit konservierten Uterussegmente; fast unbrauchbar erwiesen sich dagegen die in Salpetersäure aufbewahrten. Für die Färbung der Präparate wurde teils Boraxcarmin, teils Hämatoxylin nach BÖHMER oder Alauncarmin benutzt.

Unter den bereits angeführten Verhältnissen konnte von einer Feststellung des Alters der Embryonen nicht die Rede sein. Zur Orientierung über dasselbe muss ich mich beschränken, einzig und allein die Grössenverhältnisse der Uterussegmente anzugeben.

Da ich nur die späteren Entwickelungsstadien des Kalong bearbeitet und nur vergleichsweise junge Keimblasen ins Bereich meiner Untersuchungen gezogen habe, beabsichtige ich, eine genaue Beschreibung des ältesten Entwickelungsstadiums vorauszuschicken und darnach auf jüngere Stadien zurückzugreifen, um Anlage und Umbildung der Eihäute und der Placenta, ihre Lageverhältnisse zu einander und zum Embryo auseinander zu setzen.

I. Das älteste Entwickelungsstadium.

Uterus und Fötus.

Das anscheinend älteste, das grösste der vorhandenen Uterussegmente (Fig. 7 u. 8) ist 7,5 Centimeter lang, 6 Centimeter breit und 5 Centimeter hoch. Die scheibenförmige Placenta ist mesometral gelegen, ihre äussere Abgrenzung (Fig. 7 R) eine sehr scharfe und besonders auffällig gegenüber der übrigen, papierdünn gewordenen Uteruswand. Die Eröffnung derselben wurde vom Cervix uteri her an der antimesometralen Curvatur vorgenommen. An der gesammten, antiplacentar gelegenen Uteruswandung lagen die miteinander verklebten Eihüllen derselben innig an (Fig. 8 Am, All″, Ut), mit Ausnahme einer kleinen Partie an der Einschnittstelle. Infolge dessen wurden die Eihüllen in Gemeinschaft mit der Uteruswand längs zerschnitten, so dass der Embryo freiliegt. Eine künstliche Trennung der verschiedenen Embryonalhüllen ist allerdings mit wenig Schwierigkeiten zu bewirken; am Rande der Placenta weichen dieselben von der Mucosa uteri zurück, und darauf ist eine weitere Trennung der Schichten in Amnion und Allantois zu beobachten, wie wir später sehen werden.

Der Embryo ist weit vorgeschritten in der Entwickelung; seine Körperformen sind bereits in charakteristischer Form völlig ausgebildet. Er ist bedeckt von einer Schicht Schleim oder Eiweissgerinnsel. Die leicht abhebbare Epidermis ist hell- bis schwarzbraun gefärbt, die Krallen sind hart, und in der Nacken- und Rückengegend macht sich der erste Anflug von Haaren bemerkbar. Der Körper ist stark gekrümmt und hat eine Länge von 8 Centimeter, eine Dicke und Rückenbreite von ungefähr 4,5 Centimeter. Der charakteristisch gebildete Kopf ist zwischen die Vordergliedmafsen eingezogen, das Kinn der Brust angedrückt und von der Flughaut fast völlig bedeckt; die hinteren Gliedmafsen sind fest an den Leib angezogen.

Die Bauchfläche des Embryos ist genau gegen die Placenta gerichtet und derselben sehr nahe angelagert, während der Rücken antimesometral liegt. Der Kopf sieht nach dem Cervix uteri hin, während das Körperende ovarialwärts gerichtet ist.

Der Nabelstrang (Fig. 7 u. 8 N) misst ungefähr 5 Centimeter, ist 7 Millimeter dick und in drei Viertel bis ganzer Umdrehung von links nach rechts spiralig gewunden. Derselbe tritt etwas seitlich, näher der Peripherie als dem Centrum der Placenta an dieselbe heran. Er ist scheidenartig umhüllt vom Amnion und enthält drei Arterien und zwei Venen; von diesen Gefässen kommen zwei Arterien als Arteriae umbilicales von der Allantois (Fig. 7 Allg), das Blut vom Embryo in die Placenta führend, während in einer Vene, Vena umbilicalis, das Blut zur Frucht zurückfliesst; eine Arterie und eine Vene entfallen auf den Dottersack, nämlich die Vena und Arteria omphalo-mesenterica. Allantoisgang und Dottersackkanal sind zurückgebildet und als Lumina in der Nabelschnur nicht mehr nachzuweisen.

Nach Durchschneidung des Nabelstranges und Abhebung des Embryos wurden die Eihäute, welche der Uteruswand am nicht placentaren Teile anhafteten, vom Rande der Placenta aus durchschnitten. Im Bereiche der letzteren, vom Rande ungefähr einen Centimeter entfernt, ist die Trennung der in der übrigen Ausdehnung miteinander verlöteten Eihüllen, Amnion und Allantois, zu beobachten (Fig. 7).

Das Amnion stellt eine geschlossene Blase von ziemlich dünner, durchscheinender Wandung dar. Vom Körper des Embryos ist dasselbe durch seinen Inhalt, den Liquor amnii, abgedrängt worden und hat sich im dorsalen Bereiche des Embryos dem antimesometral gelegenen (soliden) Teile der Allantois angelegt (Fig. 8 Am). Nach der Bauchseite des Embryos zu, am Rande der Placenta, löst sich das Amnion von der Allantois (Fig. 8). Am Hautnabel ist das Amnion mit dem Bauche des Embryos verbunden.

Die Allantois lässt einen Hohlraum nur in geringer Ausdehnung erkennen; in diesem ältesten Stadium beträgt der Durchmesser des im Bereiche des Nabelstranges gelegenen Lumens ungefähr 1,5 Centimeter (Fig. 8 Allh). Vom Rande des Hohlraumes an ist die placentar gelegene äussere Wand der inneren angelötet, doch so, dass mikroskopisch beide Wandungen noch deutlich voneinander zu unterscheiden sind (Fig. 8 All'). Die Allantois ist an der gesammten konkaven Fläche der Placenta innig mit ihr verbunden. Am Rande derselben hört die Doppelwandigkeit der Allantois auf, sie ist weiterhin im vollen Eikugelumfange zu verfolgen als einfache, solide Platte, der nach innen das Amnion anliegt (Fig. 8 All'').

Die Vaskularisation der Allantois ist in Anbetracht ihrer Funktion, die Ernährung des Embryos von der Placenta aus zu vermitteln, eine sehr bedeutende. Diesem Placentarkreislaufe dienen zwei starke arterielle Gefässe (mit sehr starker aus Quer- und Längsfasern bestehender Muskelhaut [Fig. 7 Allg]), die nach ihrem Austritte aus dem Nabelstrange sich sofort dichotomisch verteilen, und ferner eine weite Vene, die sich zuerst in zwei Hauptäste gabelt, um dann in weiterer Verzweigung den Arterien auf ihrem charakteristischen Verlaufe zu folgen.

Dottersack.

In dem oben beschriebenen exoembryonalen, an der Placenta gelegenen Hohlraume (Fig. 8 Ex), gebildet durch Auseinanderweichen der im übrigen Verlaufe verlöteten Eihüllen, Amnion und Allantois, ist der Dottersack (Fig. 7, 8 und 6, D) gelegen. Dies Organ macht seiner Natur nach einen sonderbaren Eindruck und seine Deutung war mit einigen Schwierigkeiten verknüpft, die noch erhöht wurden durch den Mangel jener Entwickelungsstufen, in welche der Beginn der Umbildung dieser Eihülle fällt. Ein einziger Uterus (in Fig. 6 abgebildet) gab darüber Aufschluss, und es wurde mit Sicherheit seine Natur als Dottersack erkannt. Derselbe hat allerdings eine bedeutende, bisher wohl kaum beobachtete Umwandlung erfahren: er stellt ein solides Gebilde dar, das auf den ersten Blick den Eindruck von drüsigem Gewebe macht. Seine Gestalt ist scheibenförmig, unregelmässig rundlich, von grau-weisser Farbe. Bei sehr mürber, bröckeliger Konsistenz ist bereits makroskopisch ein lappiger Bau zu erkennen. Der Durchmesser beträgt ungefähr $3\frac{1}{2}$ Centimeter, die Dicke in der Mitte $\frac{1}{2}$ Centimeter, die nach den Rändern zu allmählich sich verjüngt.

Die Lage des Dottersackes (Fig. 7 u. 8) in dem exoembryonalen Raume ist nicht konzentrisch: das Gebilde ist an seiner Peripherie mit dem Nabelstrange verbunden, beiderseitig umgreifen denselben lappige Fortsätze, füllen aber den Hohlraum auf dieser Seite nicht völlig aus. Anders liegen die Verhältnisse an der entgegengesetzten Seite, hier füllt das Organ die Höhlung vollständig aus, ja es sind sogar, augenscheinlich infolge Raummangels, die Ränder umgeschlagen und übereinander gefaltet, und zwar nach der konkaven Fläche zu. Seine Lage zum Embryo ist eine einseitige und zwar links von demselben, gegen dessen Kopf hin gerichtet. Auf einem Querschnitte durch den Dottersack ist die lappige Natur desselben zu erkennen; im Centrum, gewissermafsen ein Gerüst darstellend, liegt ein Bindegewebsstrang, der Gefässe führt. Ein Lumen, eine

Dottersackhöhle ist nicht vorhanden, auch nicht mehr im Dottersackstiele. Auf Quer-schnitten desselben sind zwei Gefässe, ein arterielles und ein venöses zu finden.

Um den Bau des Dottersackkuchens festzustellen, wurde ein Stück desselben nebst Nabelstrang und anhaftenden Teilen von Amnion und Allantois abgelöst, gefärbt und pa-rallel dem Nabelstrang in Schnitte zerlegt. Auf diesen Schnitten sind zwei Zellformen zu unterscheiden: grossblasige, blasse Zellen mit vollen, runden Kernen, die hier und da noch Mitosen erkennen lassen, liegen in kleinen Häufchen zusammen; diese sind begrenzt von spindelförmigen, durch gegenseitigen Druck abgeplatteten Zellen, in ein-, seltener mehrschichtiger Lage. Erstere sind offenbar anzusehen als Entodermzellen, letztere als Zellen des Mesoderms. Die auf diese Weise gebildeten Läppchen legen sich zu grösseren Lappen zusammen, die ebenfalls von mehrschichtigem Mesoderm umgeben sind, das, weil freier liegend, mehr kubische bis cylindrische Form hat. Hierdurch entsteht ein drüsen-artiges System von Lobi, die an der Basis und zum Teil auch an ihren Seitenflächen untereinander zusammenhängen. In den Schnitten sind im Centrum des Organes bis an dessen Spitze grössere Gefässe in Quer- und Tangentialschnitten getroffen.

Placenta.

Die deciduate Placenta ist scheibenförmig, discoidal und liegt mesometral. In dem untersuchten ältesten Stadium hat dieselbe einen Durchmesser von ungefähr 5 und eine Dicke von 1½ Centimetern. Nach den Rändern zu verjüngt sich dieselbe sehr allmählich und geht in die papierdünn gewordene Uteruswand über (Fig. 8 P). Vom Mesometrium aus treten zwei starke Gefässe, eine Arterie und eine Vene, an die Pla-centa heran.

In einem durch das Centrum geführten halbmondförmigen Querschnitt der Placenta zeigt dieselbe einen auffälligen, radiär streifigen Bau. Durch zwei tiefe Riffe ist dieselbe in drei ziemlich gleiche Teile getrennt; in den Buchten verlaufen sehr starke Gefässe der Allantois und senden von hier aus ihre Äste in die Placenta hinein.

Der mikroskopische Befund der Placenta ist folgender: der Uteruswand, die sich zusammensetzt aus Serosa, äusserer circulärer und innerer longitudinaler Muskelschicht legt sich ohne besondere Abhebung die Placenta an. Nach der Verschiedenheit der Ge-fässe kann man drei Schichten an ihr beobachten: eine äussere mit vielen, sehr weiten, längs- und quergeschnittenen Gefässen, welche die erste Verzweigung der vom Mesome-trium aus eintretenden mütterlichen Arterie darstellt. Von dieser Schicht gehen stark gewundene, kapillare Gefässzweige ab, die sich radiär anordnen und untereinander ana-stomosieren. Durch Vereinigung der radiären Kapillaren wird die dritte, zu innerst ge-legene Schicht der Placenta dargestellt. In die Lücken dieses Gefässbalkengerüstes hinein ist das Chorion in soliden Strängen gewuchert, dem später die Allantois mit Gefässen gefolgt ist. Die Zotten liegen zwischen den radiären Kapillaren, stellen gleichsam deren

Gerüst dar, folgen ihrem Verlaufe und verästeln sich wie diese, dringen jedoch nicht ganz bis zur äusseren Schicht der weiten Gefässe vor.

Uterindrüsen waren im Bereiche der Placentascheibe nicht vorhanden, eine That-sache, die nicht auffällt bei der frühen Umbildung der zur Placenta bestimmten Schleim-hautpartie des Uterus. Ich werde auf diese Verhältnisse später zurückkommen.

Genauere Untersuchungen der einzelnen Schichten ergaben folgendes:

1. **Innerste Schicht.** Dies Gefässbalkenwerk, subchoriale Stratum (siehe auch Fig. 4) ist begrenzt von spindelförmigen Zellen, den **Endothelien**. Diese bilden keine abgeschlossene Wandung, nach ihrem vereinzelten, lückenhaften Auftreten auf Längs-schnitten ist die Schicht als ein Maschenwerk von Endothelien anzusehen. Denselben schliesst sich eine Schicht grossblasiger, dichtgelagerter, durch gegenseitigen Druck polye-drisch gewordener Zellen an. Die Zellleiber sind blass, die Kerne jedoch sehr dunkel gefärbt und gross. Diese Zellen sind ohne Zweifel aufzufassen als modifizierte **Bindege-webszellen**, entstanden durch Umbildung des ehedem interglandulären Bindegewebes der Uterinschleimhaut.

Der Bindegewebsschicht legt sich, die Verbindung des mütterlichen mit dem fötalen Gewebe herstellend, ein ein- oder mehrschichtiges Lager von **Ektodermzellen** sehr innig an. Die Form dieser Zellen ist kubisch bis niedrig-cylindrisch, ihr Zellleib, wenn auch, nach Färbung mit Hämatoxylin, blasser als die sehr stark tingierten Kerne, ist doch von dunklerer Färbung als der der Bindegewebszellen; diese kompaktere Ektodermzellen-schicht tritt infolge dessen sofort hervor.

Von dieser Zellschicht sind infolge von Schrumpfungen die **Allantoiszotten** (Fig. 4) zurückgetreten. Dieselben liegen eigentlich den anfänglich soliden Ektoderm-wucherungen fest an; sie höhlen die letzteren durch Einwucherung aus, und die fötalen Blutgefässe werden dadurch in die materne Placenta eingeführt.

Uterusepithel ist an der innersten Schicht, dem subchorialen Stratum der Pla-centa nicht aufzufinden, dasselbe ging offenbar zu Grunde während der frühzeitigen Um-bildung der Uterusschleimhaut und verschwand mit der Degeneration der Schleimhaut-drüsen im Bereiche der zukünftigen Placenta, wie bereits hervorgehoben.

2. Die **zweite Schicht** bildet die Gefässzone kapillärer Natur. Ihren radiär angeordneten Kapillaren fehlt der Endothelbelag vollständig, die Begrenzung bilden viel-mehr die schon erwähnten, dickleibigen Bindegewebszellen in ein- oder zweischichtiger Lage. Diesen liegt dann eng das Gewebe embryonalen Ursprunges an; dasselbe reicht nicht bis zum äusseren Rande der Kapillaren, sondern nur bis ungefähr drei Vierteln deren Länge. Von da an verlieren die Radiärgefässe ihren kapillaren Charakter, ihre Lumina werden weiter und die Entfernungen zwischen den einzelnen Gefässen grösser. Die Lücken werden ausgefüllt von Conglomeraten der oben genannten Bindegewebszellen.

Die zu beobachtenden Kernteilungsfiguren dieser Zellen deuten auf die Wichtigkeit derselben bei der Bildung der Kapillaren hin.

3. Die dritte Schicht, der Muscularis anliegend, bietet keine irgendwie wichtigen Besonderheiten. In einer Schicht lockeren, weitmaschigen Bindegewebes sind Gefässe eingelagert mit grossem, weiten Lumen; ihre Wandungen haben einen kontinuierlichen Endothelbelag, um die sich eine stark entwickelte Muscularis anlegt.

II. Anlage und Umbildung von Dottersack, Allantois und Placenta.

Dottersack.

1. Die kleinste der von mir untersuchten Eikammern ist 10 Millimeter lang und 7 Millimeter dick; sie wurde in toto gefärbt in BÖHMER's Hämatoxylin. Die Medulla des Embryos ist noch offen, die Cölomsäcke zeigen weites Lumen.

Der Dottersack stellt sich als eine Blase von ovaler Form dar; sein Entoderm hatte sich demjenigen Teile des Chorions angelegt, der antimesometral liegt und in keine Verbindung mit der Placenta tritt, ist aber durch die erfolgte Umwachsung mit Mesoderm, infolge Wucherung der Mesodermsäcke, vom Ektoderm wieder abgedrängt. Durch die Mesodermschicht ist auch die Versorgung des Dottersackes mit Gefässen erfolgt. Ein Sinus terminalis, Abschluss der Gefässe in einer Randzone, ist nicht vorhanden, da das Mesoderm sich bereits über die volle Entodermblase ausgebreitet hat.

In diesem Stadium ist noch keine Spur von Anlage der Allantois vorhanden. Das Amnion ist geschlossen, auch in den Querschnitten des Schwanzteiles des Embryos zeigen sich die amniotischen Scheiden verlötet. Der Embryo selbst erscheint in dieser Serie quer geschnitten.

2. In einem etwas weiter entwickelten Stadium, in dem die Eikammer ungefähr 11 Millimeter lang und 9 Millimeter breit und hoch ist, erschien die Allantois in ihrer ersten Anlage als kleiner Höcker des mittleren Keimblattes, mit dem sich das viscerale Blatt des Entoderms ausstülpt.

3. In den nächstgrösseren Uterussegmenten zeigte sich die Allantois in fortwährender Grössenzunahme, während der Dottersack seine im ersten Stadium beschriebenen Verhältnisse beibehielt. Die Allantois hat die embryonale Leibeshöhle verlassen, nimmt im Exocölom, zwischen Dottersack und Amnion fortwuchernd, an Ausdehnung zu und erreicht das Chorion, an dessen Innenfläche sie sich anlegt. Der Blutgefässreichtum der Allantois ist bereits früh ein grosser, besonders an der äusseren Fläche, mit welcher sie an die seröse Hülle zu liegen kommt, um in deren solide Zotten mit blutgefässführenden Fortsätzen hineinzuwuchern.

4. In einem Stadium der Entwickelung, dessen Grösse 14,5 : 12,5 Millimeter war (abgebildet in Fig. 1 und 2), wurde die Uteruswand abpräpariert, so dass die becherförmige Placenta frei lag. Nicht ohne Schwierigkeiten war die letztere abzulösen und die Eikugel frei zu legen, deren äusserste Hülle, das C h o r i o n, die übrigen Eihüllen und den Embryo umgab; der Teil desselben, der der Placenta nicht anliegt, ist völlig gefässlos. Das Grössenverhältnis von A l l a n t o i s und D o t t e r s a c k ist ungefähr 1 : 3; erstere zeigt sich auf ihrer Oberfläche dicht besetzt mit Zotten. An den Rändern der beiden Eihüllen, die im übrigen keine innige Berührung eingehen, streicht das Chorion frei über den Zwischenraum beider hinweg (Fig. 1 und 2 All, D, Ch).

In einer backschüsselförmigen Einstülpung des Dottersackes liegt der E m b r y o, 5 Millimeter lang, umgelegt auf die linke Seite, den Kopf in den Dottersack eingedrückt; die Rückenfläche ist gekrümmt, die Anlage der Vorderextremitäten ist deutlich entwickelt, die Hinterextremitäten sind erst angedeutet. Das Schwanzende ist stark gekrümmt und umfasst den Allantoisstiel. Das A m n i o n liegt dem Körper des Embryos dicht an.

5. Ein bedeutend verändertes Bild bietet ein weiteres Stadium von 21 Millimeter Länge und 15 Millimeter Breite. Der Versuch, die Eikugel in ähnlicher Weise herauszupräparieren aus der Placentakammer wie im vorigen Stadium, gelingt nur zum Teil. Das Lumen der A l l a n t o i s ist nicht grösser geworden, allein dieselbe ist vom Rande aus als solide Platte gewuchert und hat den D o t t e r s a c k v o l l s t ä n d i g v o n d e m C h o r i o n a b g e d r ä n g t, womit ein v o l l k u g e l i g e s A l l a n t o c h o r i o n gebildet wird. Der Prozess kann leicht von statten gehen, da der Dottersack keine Blutgefässe führenden Zotten in die Wucherungen des Chorions bildet, an der Ernährung des Fötus von der Gebärmutter aus nicht teilnimmt. Das Dottersacklumen ist kleiner geworden, seine Form birnförmig, und es ist anzunehmen, dass mit Umwucherung des Dottersackes durch die Allantois des ersteren regressive Metamorphose beginnt.

Bereits im vorigen, besser aber noch in diesem Entwickelungsstadium ist der Verlauf der G e f ä s s e von Allantois und Dottersack zu verfolgen. Direkt vom Allantoisstiel treten zwei arterielle Hauptstämme an die Allantois heran, auf der sie sich wieder in je zwei Zweige verteilen; mit den beiden arteriellen Hauptstämmen tritt eine Vene aus dem Allantoisnabel heraus, die später, in vier Äste geteilt, mit den Arterien verläuft und sich verzweigt. — Am Dottersack sind überhaupt nur zwei Hauptgefässstämme zu beobachten, die sich strahlenförmig auf dem Dottersacke verzweigen, eine Arterie und eine Vene.

6. Ein annähernd gleichgrosses Uterussegment, 23 Millimeter lang, 15 Millimeter dick (konserviert in MÜLLER'scher Flüssigkeit, gefärbt in Alauncarmin), ist in einer Serie von ungefähr 280 Schnitten enthalten; die Schnittrichtung liegt in der Fläche des Mesometriums. Wie in allen jüngeren Stadien, so hat auch in diesem in der Hauptsache der D o t t e r s a c k (Fig. 3 D Taf. XLII) seine Lage noch gegenüber der Placenta, dorsal vom Embryo. Mit der Grössenzunahme desselben geht Hand in Hand eine Abnahme des

Dottersacklumens, gleichzeitig flacht sich aber auch die Allantois (Fig. 3 All ders. Tafel) wieder stark ab. In einigen Präparaten dieser Serie ist, in geringer Entfernung vom Allantoisstiel, eine Strecke der Allantois als solide Bildung zu erkennen; ihre Wand ist sehr verdickt und gefässreich und senkt sich tiefer in die Placenta ein. An dieser Stelle ist der Dottersack, aus seiner ursprünglich antiplacentären Lagerung seitlich verschoben, in die Nähe der Allantois gebracht. Diese Veränderungen spielen sich linkerseits vom Embryo ab. Obwohl der Dottersack kleiner geworden ist, erhält sich doch sein Blutgefässreichtum in der ursprünglichen Fülle. Die zusammengefalteten Wandungen desselben zeigen sich an einzelnen blutgefässreichen Stellen verdickt. — Das Amnion liegt dem Körper des Embryos nicht mehr dicht an.

Von dieser Periode der Entwickelung an sind ganz bedeutende Umwandlungen des Dottersackes anzunehmen. Einmal wird derselbe durch Wachstum des Embryos und durch Abnahme seines Lumens passiv aus der ehedem dorsalen embryonalen Lage auf die linke beziehungsweise Bauchseite des Embryos verschoben, und weiterhin falten sich die Dottersackwandungen, ähnlich wie beim losen Zusammenballen eines Tuches, so dass sie in innigen Konnex treten. Wichtig und bemerkenswert ist dabei, dass die Degeneration des Organes sich nicht mit auf seine Vaskularisation erstreckt, im Gegenteil hält die Erweiterung der Gefässe ziemlich gleichen Schritt mit derjenigen in der Allantois. Durch den Druck des mit Fruchtwasser sich füllenden Amnions wird der gefaltete Dottersack platt gedrückt. Auf diesen Prozess der Degeneration des Dottersackes folgt eine Wucherung der zelligen Elemente des Organes, deren Beginn in einem Präparate, dem Alter der Gravidität nach im nächsten nach dem zuletzt beschriebenen, gefunden wurde.

7. Das Uterussegment dieses nächsten Stadiums misst nur 2,3 Centimeter in der Länge und 1,9 Centimeter in der Dicke, ist also kaum grösser als das letztbeschriebene, und trotzdem ist die Entwickelung auffallend weit vorgeschritten (abgebildet in Figur 6). Die Placenta ist abgeflacht und hat sich in ihrer ganzen Ausdehnung an die Uteruswand angelegt, während sie im vorigen Stadium noch deutlich becherförmig war. Das Amnion liegt, am Hautnabel angeheftet, weit gefaltet, locker um den Embryo herum. Der Embryo ist relativ sehr gross, seine Lage auch hier die gleiche wie in jüngeren Stadien, mit der Bauchseite der Placenta zugekehrt. Der Kopf zeigt bereits seine charakteristischen Formen und ist durch starke Krümmung des Nackens dicht an die Brust angezogen; die Gliedmafsen sind deutlich gegliedert, es sind vordere und hintere Extremitäten mit der weit entwickelten Flughaut verbunden, ebenso auch die einzelnen Phalangen besonders der Vordergliedmafsen. Der Körper des Embryos hat in seiner hochgradig gekrümmten Lage eine Länge von 1,6 Centimeter und eine Dicke von ungefähr 1 Centimeter; der Nabelstrang ist 5 Millimeter lang. — Chorion und Allantois liegen in der vollen Ausdehnung der Innenfläche des Uterus (Fig. 6) an. Die Blasenform der letzteren ist fast gänzlich geschwunden, ihre Höhlung nur noch im Be-

reiche der Placenta vorhanden. Die Gefässverteilung auf derselben ist in der bereits beschriebenen charakteristischen Weise zu erkennen.

Der Dottersack (Fig. 6 D) ist zum Teil an der ventralen Seite des Embryos, zum grösseren Teile aber noch linksseitig von demselben gelegen, ist flach gedrückt und hat einen Durchmesser von ungefähr 1 Centimeter. An Innen- und Aussenfläche des Dottersackes sind flachgedrückte, übereinander gelegte Falten zu finden, und aus denselben ist, obwohl das Organ durch Zellwucherungen bereits festere Konsistenz und lappigen, drüsenartigen Bau angenommen hat, die Art der Umbildung zu erklären. Dieselbe hat noch nicht gleichmässig am ganzen Organ begonnen, wie einzelne tiefe Buchten, besonders aber sehr dünne Stellen unter den Falten schliessen lassen.

In der weiteren Entwickelung nimmt dann der Dottersack gleichmässig an der Wucherung teil, zugleich aber wird der Grössenzunahme, der Ausbreitung desselben eine Grenze gesetzt durch Verlötung von Amnion und Allantois. Durch seinen Inhalt wird das Amnion mehr und mehr ausgedehnt und kommt an den soliden Teil der Allantois zu liegen, und beide Eihüllen verkleben dann miteinander, mit Ausnahme des Teiles, der an der Placenta liegt. In deren Bereiche wird damit eine vollständig abgeschlossene Höhlung, die also vom Amnion und der inneren Allantoiswand begrenzt wird, hergestellt, und der in der Umwandlung begriffene Dottersack wird darin eingeschlossen.

8. In Anbetracht dieser Verhältnisse finden wir dann auch bereits im folgenden Stadium der Entwickelung den Dottersack etwas modifiziert. Der Embryo ist hier sehr viel weiter entwickelt, das Uterussegment 4,3 Centimeter hoch und 3,1 Centimeter dick. Da abgesehen von der Grösse dieses von dem untersuchten ältesten Entwickelungsstadium, das eingangs ausführlich abgehandelt worden ist, im Befunde wenig abweicht, so will ich mich auch ausführlich nicht darauf einlassen. Der Dottersack hat an Breite und Dicke zugenommen, und da die Ausdehnung desselben an der linken Seite des Embryos durch Abschluss des Exocöloms ein Hindernis findet, haben sich die Ränder umgeschlagen und übereinander gelegt. Der gegenüberliegende Rand, der am Nabelstrang liegt, hat für seine Ausbreitung Platz und umgreift den Funiculus mit einem linken und einem rechten Lappen (Fig. 7).

In diesem Zustande verharrt nun der merkwürdig umgebildete Dottersack bis zum Schluss der Gravidität, wie viele der älteren, in der Grösse wenig differierenden Uterussegmente zeigen. Welchen Zweck eine solch auffällige, bedeutende Umwandlung des Organes haben kann, ob und was für eine Funktion demselben zufällt, ist allerdings kaum erklärlich; dass er aber physiologisch eine wichtige Rolle spielt, darf wohl vermutet werden.

Placenta.

Die deciduate, discoidale Placenta von Pteropus edulis ist bereits in den frühesten Stadien, voraussichtlich noch ehe das Ei sich anlegt, in einem hohen Grade vorgebildet. Sie ist geformt wie ein rundlicher Becher (Figur 5), der ziemlich weit geschlossen ist, dessen Wandungen von der Uteruswand abgehoben und nur an einer kurzen, mesometral gelegenen Strecke mit ihr verbunden sind; an dieser Stelle treten die Blutgefässe vom Mesometrium her in die materne Placenta ein. Der dieser Anheftungsstelle gerade entgegengesetzte Pol der Becher-Placenta ist der nicht geschlossene Teil derselben; der Rand ist rissig, gezackt, zum Teil übereinander gefaltet und sehr verdünnt. Die Dicke der Wand nimmt allmählich zu bis zur erwähnten stielartigen Anheftung der Placenta an die Mucosa uteri.

Mikroskopisch zeigt dieser zur mütterlichen Placenta umgewandelte Teil der Uterusschleimhaut folgendes: auf den ersten Blick fällt der fast vollständige Mangel an Uterindrüsen auf, selbst in den tiefsten Partien sind dieselben degeneriert. Während der Placentation ist auch das Uterusepithel vermutlich zu Grunde gegangen. Dieser Degenerationsprozess führt indirekt zu einer gleich näher zu beschreibenden Neubildung von Gefässen.

In dem auf Seite 225 beschriebenen ersten Uterussegment ist die Verbindung des Embryos mit der Placenta durch Bildung solider Zotten der Serosa erfolgt. Die makroskopischen Verhältnisse sind die oben beschriebenen und erhalten sich mit wenig Modifikationen bis zum sechsten Stadium. Mit dem fortschreitenden Wachstume der Keimblase dieser Stadien flacht sich die Becherform der Placenta mehr und mehr ab, die Öffnung des einen Poles wird immer grösser und die am entgegengesetzten Pole gelegene stielartige Verbindung der Placenta mit der Uteruswand allmählich breiter.

Der Bau der Placenta in diesen ersten sechs Stadien ist ein deutlich zweischichtiger (Fig. 3 und 4). Eine weitmaschige Bindegewebsschicht mit sehr vielen grossen, starkwandigen Gefässen bildet der Becher-Placenta äussere Schicht, die in den Placentastiel übergeht, in welchem die Zahl und Weite der Gefässe noch auffälliger wird. Dieser Schicht lehnt sich die zweite innere an, ein Balkenwerk von Gefässen mit engem Lumen, die direkt am Chorion sich ein Weniges erweitern. Die Räume zwischen den Gefässen werden ausgefüllt von dickleibigen Bindegewebszellen (Fig. 4 B), vermutlich hervorgegangen aus den zellulären, bindegewebigen Elementen der Mucosa uteri, dem Teile derselben, der sich frühzeitig umbildet. Die Endothel-Begrenzung dieser Gefässe ist eine vollständige und zu verfolgen bis zum Übergange in die Gefässe der peripheren Schicht. In diesem Bereiche sind solide Sprossen von Endothelien zu beobachten, keilförmige Zellconglomerate, die nach meinen Präparaten schliessen lassen, dass die Bildung der inneren Zone der Placenta ausgeht von den äusseren weitlumigen

Gefässen. Dieser Prozess reicht ungefähr bis zu dem auf Seite 226 beschriebenen sechsten Stadium. Es hört dann die Neubildung von Gefässen durch Endothelwucherungen auf.

Das Chorion, das sich an dies Gefässbalkenwerk anlegt, wuchert mit soliden Zellsträngen (Fig: 4 Ch) zwischen dasselbe ein, so dass drei Zellschichten die Begrenzung dieser Gefässbahnen bilden: Endothel, dickleibige Bindegewebszellen und Ektodermzellen des Chorions. In die Schläuche des letzteren dringen dann Blutgefässe führende Bindegewebszotten der Allantois ein.

Nachdem nun allmähliche Abflachung der Placenta mit dem Wachstum der Embryonalanlage erfolgt und dieselbe mit der Uteruswand durch Verbreiterung des Stieles in der vollen Ausdehnung verbunden ist, beginnt ein neuer Bildungsprozess. Die Zotten, die in den ersten Stadien nur sehr langsam in die mütterliche Placenta eingedrungen und dabei das Gefässnetzwerk gestreckt haben, beginnen im siebenten, auf Seite 227 beschriebenen Stadium weiter in die Tiefe zu wuchern. Das zwischen den Gefässen befindliche System von modifizierten Bindegewebszellen hat sich durch Zellteilung vergrössert und hat mit dem Dickenwachstum der Placenta die Begrenzung von Gefässbahnen übernehmen müssen zur Verbindung des subchorialen Gefässnetzes mit der peripheren Gefässschicht. Es ist zwischen beiden damit eine neue Zone von unregelmässig gewundenen Gefässbahnen entstanden, die aber nicht mehr von Endothelzellen begrenzt werden. Strahlenartig dringen die embryonalen Zotten zwischen diesen Kapillaren vor und ordnen sie radiär an. Von diesem Stadium an behält die Placenta ihren nunmehr dreischichtigen Bau, nimmt weiterhin nur an Dicke fortwährend zu. — Der Befund des ältesten, im Anfang beschriebenen trächtigen Uterus zeigte ja die gleichen Verhältnisse, auf die ich an dieser Stelle nochmals hinweisen möchte.

Schlussbetrachtung.

Die Resultate der Untersuchungen von Pteropus edulis, die aus den vorhergehenden Darstellungen zu ziehen sind, mögen kurz in folgendem zusammen gefasst sein.

Die Eikugel legt sich mit ihrer Serosa der discoidalen, deciduaten Placenta an; dieselbe ist gebildet durch eingreifende Veränderungen der Uterusschleimhaut, wie Degeneration der Schleimhautdrüsen und des Uterusepitheles und Neubildung von mehreren, anfänglich zwei Schichten von Gefässen. Die Placenta nimmt dabei eine Becherform an, die durch einen kurzen Stiel an der Uteruswand befestigt ist; peripher liegt eine Schicht grosser weiter Gefässe, von deren Endothel aus durch Wucherung solider Zellstränge sich ein gewundenes, am Rande der Placenta abschliessendes Gefässbalkenwerk kapillärer Natur bildet. In späteren Stadien plattet sich die Placenta langsam aber beträchtlich ab, so dass später ihr Stiel verschwunden und sie vollständig an die Uteruswand angelegt ist. Währenddem hat sie aber auch an Dicke zugenommen, und es hat sich eine neue

Schicht von Gefässen, zwischen den oben erwähnten gelegen, gebildet, die radiär angeordnet sind. Bei dieser Neubildung sind in hervorragender Weise modifizierte Bindegewebszellen der Mucosa uteri beteiligt, die die alleinige Begrenzung der Kapillaren übernehmen.

Wir sahen aus den obigen Darstellungen, dass die embryonalen Zotten anfänglich nicht weit in die Tiefe der Placenta eindringen; erst in der Zeit der Neubildung der dritten Zwischenschicht von Gefässen nehmen auch die Zotten thätigen Anteil daran, indem sie durch stärkeres Wachstum und Vordringen in die Tiefe die Streckung und radienförmige Anordnuug der Gefässe dieser Schicht bewirken.

Die Ectoderm-Zotten des Chorions werden in späteren Stadien, nachdem die Allantois sich gebildet hat, durch deren bindegewebige Wucherungen mit Blutgefässen versorgt. Ehe dies geschieht, liegt in weitem Umfange des Chorions diesem der vollblasige, frühzeitig stark vaskularisierte Dottersack an, ohne aber Gefässe in dasselbe abzugeben. Dies übernimmt vielmehr allein die Allantois; aus dem Cölom herausgetreten, wuchert sie zwischen Amnion und Dottersack an das Chorion heran, legt sich an dasselbe zuerst nur im Bereiche der Placenta an, um aber später durch Wucherung als solide Platte um den Dottersack herum, ihn vom Chorion abdrängend, mit demselben zum vollen Kugelumfange sich zu verbinden. Damit ist ein geschlossenes Allanto-Chorion gebildet.

Abgesehen von der Verkleinerung ihrer Höhlung und der späteren Verlötung mit dem sich ausdehnenden Amnion erleidet die Allantois weitere Veränderungen nicht. Bedeutenden Umwandlungen hingegen wird der Dottersack unterworfen. Mit der Grössenzunahme des Embryos und der Ausdehnung des Amnions fällt der Dottersack, unter Erhaltung seiner starken Vaskularisation, zusammen. Das Amnion drängt ihn auf die linke Seite des Embryos und allmählich immer mehr an die Bauchseite desselben, näher an die Placenta heran. Schliesslich, nachdem das Amnion sich völlig ausgedehnt, an die Allantois sich angelegt hat und mit ihr verlötet ist, mit Ausnahme des Placentarbereiches, liegt er, sehr faltig zusammen gefallen, in diesem Raume zwischen Allantois und Amnion. Die Zellen der beiden Blätter des Dottersackes, des Entoderms und Mesoderms, beginnen nun zu wuchern, und es entsteht ein solides, gelapptes Gebilde von drüsenartigem Ansehen, dessen Gefässe im Inneren verlaufen. An den Rändern faltet es sich saumartig infolge Raummangels um, an der entgegengesetzten Seite umfasst es den Funiculus. Ein Lumen des Dottersackes ist nach dieser Umbildung nicht mehr vorhanden, auch in seinem Stiele nicht. Histologisch sind in meinen Präparaten die Zellen nach ihrem Ursprunge differenziert: die des Entoderms grosse, runde Zellen von hellerer Tinktion im Centrum der Läppchen, die des Mesoderms platt-gedrückte, spindelförmige, durch Carmin dunkler gefärbte Zellen, randständig die Läppchen begrenzend.

Mit dem Wachstume des Embryos schreitet auch die des Dottersackes bis zum Ende der Gravidität fort; im ältesten Stadium trat mir dies ehemals morphologisch, wie jetzt noch physiologisch rätselhafte Organ in dieser Gestalt zu Tage.

Litteratur.

Die hier mitgeteilten Untersuchungen werden wohl die ersten sein, welche über die Ontogenie des Pteropus handeln. Wohl ist die Entwickelung näher oder ferner verwandter Flattertiere bereits bearbeitet worden; ohne Ausnahme jedoch bezieht sich diese auf die jüngsten Entwickelungsstadien. Soweit möglich wurden dieselben ins Bereich meiner Arbeit gezogen und, der Wichtigkeit verschiedener derselben entsprechend, zum Vergleich und zur Kontrolle, gebührend verwendet.

VAN BENEDEN und JULIN machen in ihren „Recherches sur la formation des annexes foetales chez les Mammifères (Lapin et Cheiroptères)", Arch. de Biol., Tome V, pag. 369 Angaben, die nicht für alle Flattertiere, wenigstens nicht für Pteropus edulis, Anwendung finden können. Dieselben geben an, dass der nicht an der Placenta liegende Teil des Chorions in einen gefässführenden und einen gefässlosen zu scheiden sei; die Vaskularisation geschähe an der Placenta durch die Allantois, an dem erwähnten, ausserhalb derselben liegenden Teile durch den Dottersack. Auch in den jüngeren Stadien konnte eine von den Verfassern geschilderte Gefässversorgung des der Placenta nicht anliegenden Chorions nicht beobachtet werden, dasselbe bleibt vielmehr in der ganzen fraglichen Ausdehnung gefässlos. Nach meinen Untersuchungen bei Pteropus edulis kann der Dottersack überhaupt nicht in Betracht kommen, da derselbe durch die wuchernde Allantois vom Chorion abgedrängt und ein volles, kugeliges Allantochorion gebildet wird.

Die im „Bulletin de l'Académie royal de Belgique", 3 série, t. XV, no. 1 und 2, 1888 von VAN BENEDEN veröffentlichten Untersuchungen über die Placenta von Vespertilio murinus zeigen mehr Übereinstimmung mit den von mir gemachten Beobachtungen bei Pteropus edulis. Das Uterusepithel geht während der Placentation zu Grunde, beteiligt sich also nicht an der Bildung der mütterlichen Placenta; ein Gleiches gilt von den Uterindrüsen, so dass von Ernährung des Embryos durch ein Drüsensekret nicht die Rede sein kann. Das mütterliche Blut zirkuliert in netzartigen Lakunen, deren Begrenzung nach VAN BENEDEN umgebildete Gefässendothelien (?) abgeben sollen; zwischen diesen Gefässen liegen die Zotten mit den fötalen Blutgefässen, so dass der Austausch der Flüssigkeiten dieser beiden Gefässgebiete nur auf osmotischem Wege vor sich gehen kann.

Die Beobachtungen in der Umbildung der Placenta meiner Untersuchungsobjekte bekräftigen die von FROMMEL gewonnenen Resultate bei der Fledermaus, die er in seiner „Entwickelungsgeschichte der Placenta von Myotus murinus", Wiesbaden 1888, angiebt. Der Teil der Uterusschleimhaut, der mit der Eioberfläche verwächst, wird discoidale Placenta; eine Decidua reflexa bilde sich nicht; das Uterusepithel geht zu Grunde. Obgleich das Dottersacklumen kleiner wird, erhält sich bei Myotus murinus der Dottersackkreislauf auch nach Ausbildung des Kreislaufes der Allantois aussergewöhnlich lange. Zur Zeit „der Verwachsung des Eies mit der Uteruswand tritt eine enorme Gefässumbildung in den innersten Schichten der Uterusschleimhaut auf; es lassen sich frühzeitig subchoriale Gefässe von aussen gelegenen, grösseren Gefässneubildungen unterscheiden. Die subchorialen Gefässe bilden kapillarartige Radiärgefässe in der Decidualschicht. In der äusseren Gefässzone tritt eine enorme Epithelwucherung auf, woraus eine eigene dritte Schicht epithelialer, blutführender Schläuche und Stränge gebildet wird. Es ist nicht unwahrscheinlich, dass auch eine Blutneubildung in diesen Decidualzellmassen stattfindet. Die Gefässe dieser mittleren Zone ordnen sich radiär an und bilden an der äusseren Grenze durch Konfluieren ein Gebiet grosser Blutlakunen, welche später durch Bildung zahlreicher Brücken von Decidualzellen in ein spongiöses Kanalsystem verwandelt werden." Die Form der Placenta ist bei Myotus nicht von Anfang an wie bei Pteropus eine charakteristisch vorgebildete; die Placentaranlage wird vielmehr von der übrigen Uterusschleimhaut durch eine anfangs plattenepithelartig aussehende, später faserige Schicht getrennt.

In Bezug auf die Lage des Dottersackes und Vergrösserung der Allantois über den Placentarbezirk hinaus macht FLEISCHMANN in „Embryologische Untersuchungen II, 1891" bei der Fledermaus gleiche, allerdings ganz kurze, Angaben; die charakteristische Lagerung des (rudimentären) Dottersackes ist „am kranialen Rande der Placenta".

In Anbetracht der auffälligen, enormen Umwandlungen des Dottersackes musste es eigentlich befremden, in der Litteratur nur eine einzige, dazu noch sehr karge Notiz über den modifizierten Dottersack bei den Chiroptera zu finden. Es ist dies eine Veröffentlichung von ROBIN in „Comptes rendus" T. XCII, 1881, S. 1354; bearbeitet sind daselbst die Eihüllen einer Reihe von Chiropteren, darunter auch einer Pteropusart, Pteropus vetulus. Er ist zu der Überzeugung gelangt, dass, wie ERCOLANI bereits angenommen, der Dottersack bis zur Geburt persistiere; der Gefässreichtum desselben fällt ihm auf, und er schreibt ihm eine wichtige physiologische Rolle zu. Von ihm angefertigte Schnitte späterer Dottersackstadien zeigen, dass das Organ zusammengesetzt ist aus bindegewebiger, gefässreicher Grundlage, umgeben von zweierlei Zellen: innere, grosse polyedrische, mit Fettkügelchen gefüllte und äussere, lange, prismatische. Über die Natur, den Ursprung der Zellen etc. erwähnt ROBIN nichts. Nur einer Angabe in seiner Arbeit möchte ich noch entgegentreten: er schreibt, dass in einem gewissen Stadium, in welchem Allantois und Dottersack ungefähr gleich grosses Volumen haben, beide Eihüllen sich mit den Rändern berühren (Chorion streicht darüber hinweg) und ihre Gefässe Anastomosen eingehen. Dabei bestreitet er aber mit Entschiedenheit die Beteiligung des Dottersackes an der Vaskularisation des Chorions. Wenn dieser letztere Punkt auch nach meinen Untersuchungen vollkommen richtig ist, so ist es mir in keinem einzigen Stadium der Entwickelung möglich gewesen, Gefässverbindungen zwischen Dottersack und Allantois zu beobachten. Es ist mir nicht klar, durch welche Verhältnisse ROBIN zu dieser unhaltbaren Annahme gekommen ist.

Tafel XXXVI.

Gemeinsame Bezeichnung.

Am Amnion.
Amh Amnionhöhle.
D Dottersack.

Dr Drüsenschicht.
e Chorion laeve.
F Fundus uteri.
Ms Mesodermpolster.

DP Dorsoplacenta.
VP Ventroplacenta.
L Uteruslumen.

Fig. 1. SEMNOPITHECUS MAURUS, Lutung von Java, in doppelter Naturgrösse.

> Die rechte Seite des Uterus ist abgetragen und der Uterus ein wenig auseinander gebogen, so dass die Keimblase nicht mehr ganz ihre natürliche Gestalt zeigt; der Rand der etwas kleineren Dorsoplacenta hat sich sogar von dem Uterus abgelöst (*i*), während der Umschlagsrand der Ventroplacenta (*o*) seine natürliche Lage und Gestalt zeigt. — Der Embryo besitzt nahezu schon die Form des auf Taf. XXXVII abgebildeten.

Fig. 2. CERCOCEBUS CYNOMOLGUS, Javaaffe von Java, in natürlicher Grösse.

> Die ventrale Hälfte des Uterus ist abgeschnitten und die Ventroplacenta von der Uteruswand abgerissen und an der Eiwand hängen geblieben. Die Dorsoplacenta, die hier verdeckt ist, hat die dreifache Flächenausdehnung der Ventroplacenta. Der Embryo besitzt ungefähr die Grösse des in Figur 6 abgebildeten.

Fig. 3. CERCOCEBUS CYNOMOLGUS, Javaaffe von Singapore, doppelte Naturgrösse. — Nach einer Photographie.

> Isolierte Keimblase, linksseitig aufgeschnitten und aufgeklappt. Das Exocölom ist dicht mit lockerem Bindegewebe aufgefüllt, in welchem der mit dem Amnion überzogene Embryo eingebettet liegt. Der gefässhaltige Dottersack ist von dem anhaftenden Mesodermgewebe befreit. — *K* der durchschimmernde Kopf, *E* die Extremitäten der Frucht.

Fig. 4. Gleichalterige Frucht derselben Affenspecies von Java, in dreifacher Naturgrösse.

> Das Mesodermpolster war weniger stark entwickelt und ist vollständig herauspräpariert. Das Amnion ist, bis auf einen kleinen Rest *Am*, entfernt. Der Körpernabel *K* ist noch sehr kurz.

Fig. 5—6. SEMNOPITHECUS MAURUS, Lutung von Java, in natürlicher Grösse.

> Fig. 5. Das isolierte Ei mit den Placenten. Das glatte Chorion trennt die, dem Beschauer zugekehrte kleinere Ventroplacenta von der Dorsoplacenta, welche die Ausdehnung des Eiumfanges besitzt und zu welcher der Nabelstrang tritt.
>
> Fig. 6. Das Ei rechtsseitig aufgeschnitten und auseinander gelegt. Der Embryo liegt im spitzeren Ende des Eies, umhüllt von dem Amnion *Am*. Der grösste Teil des Exocoloms ist mit dem Mesodermgewebe dicht erfüllt, in welchem auch das (hier nicht sichtbare) Nabelblaschen eingepolstert liegt.

Fig. 7. Isolierte Keimblase mit Placenten des CERCOCEBUS CYNOMOLGUS von Java, in doppelter Grösse. Von der linken Seite gesehen.

> Das ringförmige Chorion laeve *e* trennt die beiden, gleich grossen Placenten.

Fig. 8. Stück einer Chorionzotte desselben Eies, bei 45 facher Vergrösserung.

> *a* abgeschnittene Zottenäste.

Fig. 9. Das isolierte Ei eines SEMNOPITHECUS PRUINOSUS (Lutung von Borneo), rechtsseitig aufgeschnitten und aufgeklappt. Natürliche Grösse.

> Das Amnion hat sich ausgedehnt und das Exocölom verdrängt. Der Dottersack wurde nicht mehr aufgefunden. Dorso- und Ventroplacenta stehen beiderseits durch je drei Gefassbrücken mit einander in Verbindung; beide Placenten sind von gleicher Grösse.

Fig. 10. CERCOCEBUS CYNOMOLGUS von Singapore, in Naturgrösse.

> Das isolierte Ei ist linksseitig geöffnet und aufgeklappt. Der Nabelstrang zieht zur grösseren Dorsoplacenta. Das Amnion ist mit dem Chorion bereits verwachsen.

Fig. 11. Dasselbe Ei, den Embryo im Profil darstellend.

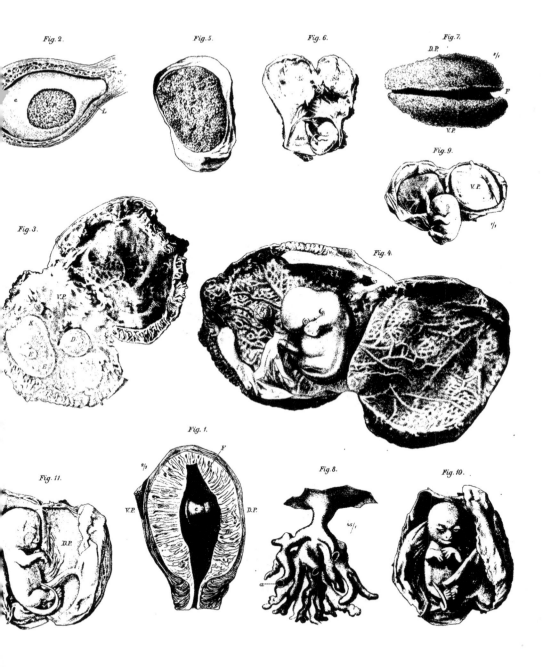

Fig. 2.
Fig. 5.
Fig. 6.
Fig. 7.
D.P.
²/₁
F
V.P.
c
L
Am.
Fig. 9.
V.P.
¹/₁
Fig. 3.
V.P.
K
D.
E
E
Fig. 4.
Fig. 1.
F
Fig. 11.
²/₁
V.P.
D.P.
Fig. 8.
⁴⁵/₁
Fig. 10.
D.P.
a

Tafel XXXIX.

Gemeinsame Bezeichnung.

F Fundus uteri oder dem Fundus angelagert.　　　　*l* linke Seite des Uterus.
C Cervix uteri oder am Cervix liegend.　　　　　　*DP* Dorsoplacenta.
r rechte Seite des Uterus.　　　　　　　　　　　*VP* Ventroplacenta.

Fig. 1, 1a, 2 stellen Bilder der äusseren und inneren Flächen einer aus dem Uterus iso-
lierten Keimblase von SEMNOPITHECUS MAURUS, Lutung von Java, in
natürlicher Grösse dar.

    Fig. 1. Die hintere Fläche der Keimblase mit dem kleineren dorsalen Placentarfelde. $^1/_1$.

    Fig. 1a. Vordere Fläche derselben mit der grösseren Ventroplacenta. $^1/_1$.

    Fig. 2. Das linke glatte Chorion ist durch einen Längsschnitt eröffnet und das Chorion
aufgeklappt. Der Embryo ist aus der Amnionhöhle in der Achsenrichtung nach oben
geschoben; er zeigte Steissendlage. Die Nabelschnur geht zu der die linke Embryonalseite deckenden Ventroplacenta, welche dicker und grösser ist als die Dorsoplacenta.
Die beiden Placentarfelder stehen nur auf der rechten Seite in direkter Gefässverbindung. $^1/_1$.

Fig. 3. CERCOCEBUS CYNOMOLGUS, Javaaffe von Singapore. Natürliche Grösse.

    Die vordere Hälfte des Uterus ist nach oben geklappt, der Embryo, welcher Steissendlage
zeigte, auf die rechte Seite geschoben. Die Nabelschnur geht zur Dorsoplacenta,
welche die linke Embryonalseite deckt. Beide Placentarfelder, von denen das dorsale sehr
gross ist, stehen sowohl rechts wie links in Gefässverbindung.

Fig. 4. SEMNOPITHECUS NASICUS, Nasenaffe von Banjermassin (Südost-Borneo).
Natürliche Grösse.

    Der Uterus ist durch einen Längsschnitt der linken Seite eröffnet. Die Nabelschnur des
Embryo, welcher sich in Steissendlage befand, geht zur Ventroplacenta, die dicker
ist aber von gleicher Grösse wie die Dorsoplacenta. Beide Placenten stehen rechts und
links in Gefässverbindung.

Fig. 5. CERCOCEBUS CYNOMOLGUS, Javaaffe von Java. Natürliche Grösse.

    Der Uterus ist links aufgeschnitten und aufgeklappt. Nur eine scheibenförmige Placenta,
welche im wesentlichen dorsal liegt, aber auf die Ventralwand des Uterus übergreift.

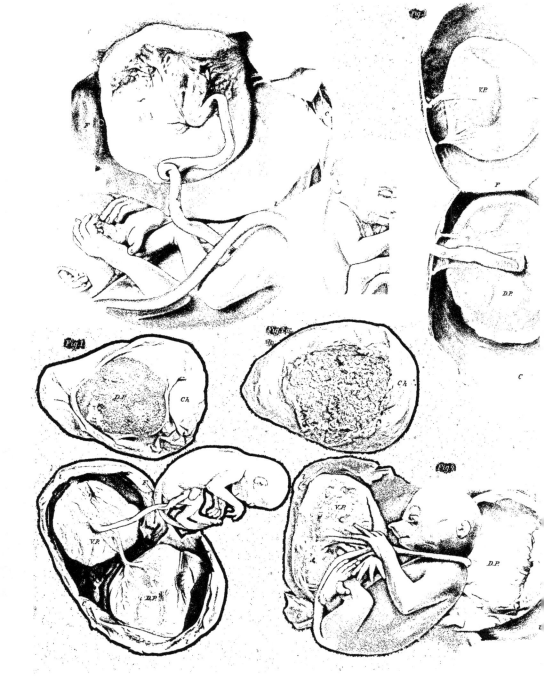

Tafel **XL.**

Gemeinsame Bezeichnung.

Fig. 1. **SEMNOPITHECUS MITRATUS**, Surili von Java, in natürlicher Grösse.

> Uterus rechts eröffnet. Der Nabelstrang geht zur grösseren ventralen Placenta, welche fast die ganze vordere Innenflache des Uterus einnimmt, wahrend die Dorsoplacenta kaum halb so gross ist. Beide Placenten stehen rechts und links in Gefässverbindung.

Fig. 2. **CERCOCEBUS CYNOMOLGUS**, Javaaffe von Java, in halber Naturgrösse.

> Der Uterus ist an der rechten Seite aufgeschnitten; der Embryo zeigte Kopfenlage. Der Nabelstrang geht zur grossen und dicken Ventroplacenta; die Dorsoplacenta ist auffallend klein.

Fig. 3. **SEMNOPITHECUS MAURUS**, Lutung von Java, in halber Naturgrösse.

> Dorso- und Ventroplacenta sind verwachsen; der dorsale Teil ist der grössere und zu ihm tritt der Nabelstrang.

Fig. 4. **CERCOCEBUS CYNOMOLGUS**, Javaaffe von Java, in halber Naturgrösse.

> Der Embryo besitzt Kopfendlage; seine Nabelschnur geht an die mächtigere Dorsoplacenta. Beide Placenten stehen rechts und links in Gefässverbindung.

Fig. 5. **SEMNOPITHECUS MAURUS**, Lutung von Java, in halber Naturgrösse.

> Der Embryo zeigt Kopfendlage. Die Nabelschnur geht zur Ventroplcenta, welche beiderseits mit der etwas kleineren Dorsoplacenta in Gefässverbindung steht. Die Frucht ist nahezu ausgetragen.

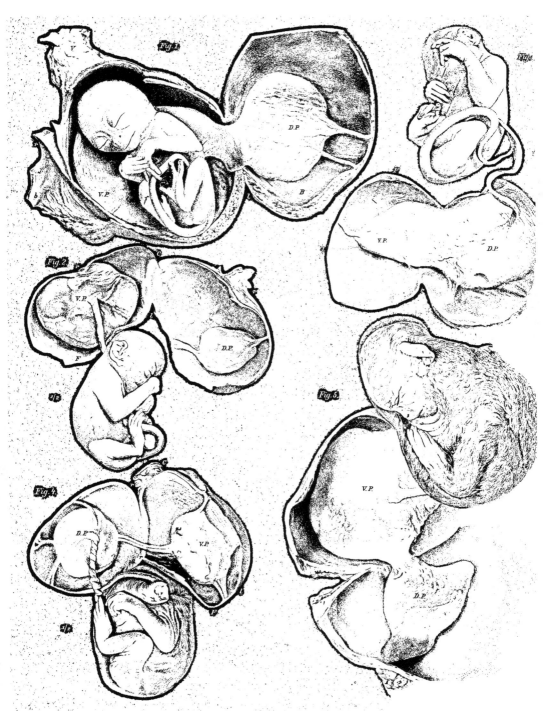

44 *

Tafel XLI.

Gemeinsame Bezeichnung.

a Amniogenes Ektoderm (Fig. 7).
Ae Proamnion (Ektoderm + Entoderm).
Am Amnion (Ektoderm + Mesoderm).
Amh Amnionhohle.
B Deciduazellen.
Ch Chorion.
Che Chorionektoderm.
Coel Cölomtasche (Fig. 7).
D Dottersack.
d in Resorption begriffener Ektodermzapfen.
Dfx Decidua reflexa.
Dr Uterindruse.
Drp Drusenepithel.
E Embryonalanlage.
en Entoderm.
ex Ektoderm.
g Durchschnittene Gefässe des Uterus.
i Zapfenartige Keimanlage („Keimscheibe").

L Leucocyten.
M Mesometrium.
Md Medullarwulste.
mes Mesoderm.
p Zerfallende Ektodermzellen (Fig. 6).
P Placenta.
Pl Placentarstiel.
R Rand der becherförmigen Placenta.
Rf Ruckenfurche.
S Schnittflächen des Uterus.
U Umschlagsrand des Chorionektoderms auf die
    Decidua.
ut Uteruswand.
Ut Uteruslumen.
Utep Uterusepithel.
Y Die formativen Ektodermzellen (Fig. 2, 4).
Z Solide Zottenwucherungen des Chorion-
    ektoderms.

Fig. A—C. Halbschematische Durchschnitte durch Keimblasen verschiedenen Alters.
Die gewellte Linie deutet das Mesoderm, die punktierte das Entoderm, die vollen Striche das Ektoderm an (vergl. den Text auf Seite 000).

Fig. 1. Dünnwandige, zweiblätterige Keimblase. $^{60}/_1$.
Von scheibenförmigen Zotten *Zf* erhebt sich im Innern die zapfenförmige Keimanlage *i*.

Fig. 2. Keimanlage desselben Eies bei 400 facher Vergr. im Längsschnitt. Camera.
Y der Kegel formativer Ektodermzellen.

Fig. 3. Querschnitt durch den Uterus. $^{25}/_1$. Camera.
Ch die Keimblase. Der Placentarzapfen *Pl* ist noch wenig ausgebildet (vergl. Fig. 9). Die Gefässbahnen sind nicht eingetragen. *Dr* die stark erweiterten Drüsenräume des Placentarstiels sind mit Schleim und Leucocyten erfüllt.

Fig. 4. Keimblase der Fig. 3 bei 200 facher Vergr. im Schnitt. Camera.
Das freie Chorion *Ch* ist etwas zusammengefallen. Die Drüsenräume *Dr* besitzen zum Teil noch ihr Epithel *Drp*, zum Teil ist dasselbe zerstört, wie z. B. bei φ. — Leucocyten *L* liegen sowohl im Drüsenraume, als in dem Gewebe.

Fig. 5. Etwas ältere Keimblase mit ihrem Placentarstiel. $^{47}/_1$. Camera.

Fig. 6. Der formative Teil („Keimscheibe") derselben Keimblase. $^{175}/_1$. Camera.
Der Hohlraum *Amh* oder die Amnionhohle entstand durch Zerfall der centralen Zellen (*p*).

Fig. 7. Halbkugelige Hälfte einer anderen Keimblase, etwas älter als die in Fig. 6 dargestellte.
Nach einem rekonstruierten Wachsmodell gezeichnet. — Rückenteil der Embryonalanlage ist abgetrennt, sodass die distale Hälfte nur noch die Kopfanlage *Md* und den Primitivstreif, sowie das amniogene Ektoderm *a* sehen lässt.

Fig. 8. Trächtiger Uterus. $^4/_1$.
Die Uteruswand ist geöffnet, um den frei vorragenden Placentarstiel *Pl* zu zeigen.

Fig. 9. Älteres Stadium, schwach vergrössert. Camera.
Der Embryo ist im Rücken quer durchschnitten. Nur die grösseren Uteringefässe sind berücksichtigt.

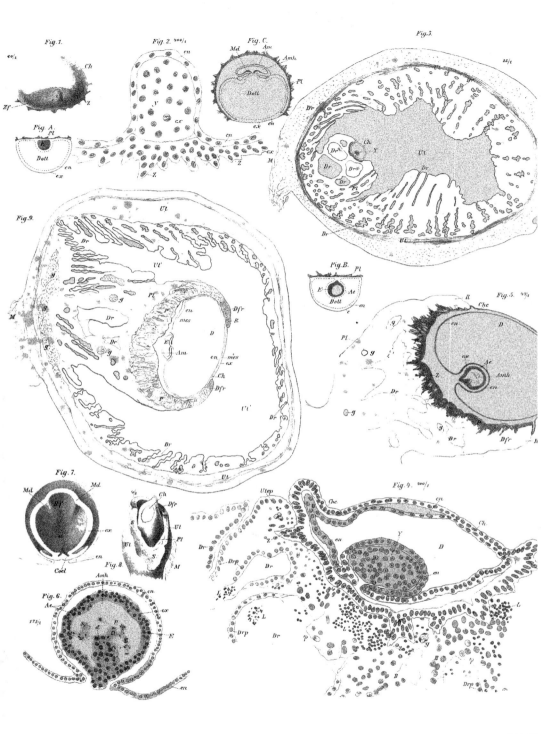

Selenka del.

Lith Anst v.

Tafel XLII.

Gemeinsame Bezeichnung.

All Allantois.
D Dottersack.
Ch Chorion.
M mesometrale Seite.
aM antimesometrale Seite.
Cx Cervix uteri.
Ut Uteruswand.
Ut' Uteruslumen.
Pl Placentarstiel.
Allh Allantoishöhle.

g durchschnittene Gefässe des Uterus.
D' Dottersackhöhle.
Dg Dottersackgefässe.
Allg Gefässe in den Allantoiszotten.
E Embryo.
S Allantoisstiel.
Am Amnion (Ektoderm plus Somatopleura).
R Rand der becherförmigen Placenta.

Z Zotten.
Che Chorionektoderm.
B Deciduazellen des Uterus.
N Nabelstrang.
Ex Exocolom.
Amh Amnionhöhle.
All' verlotete Blätter der Allantois.
All'' solide Allantoiswand.
P Placenta.

Fig. 1 u. 2. Eikugel aus der Uteruskammer herauspräpariert. Vergrösserung $^4/_1$.

Dottersack sowie Allantois sind hutpilzförmig, vaskularisiert; über beide zieht das Chorion hinweg. Der Kopfteil des Embryos liegt in einer nieschenartigen Einbuchtung des Dottersackes, während sein Schwanzteil die Allantois nur unbedeutend eindruckt.

Fig. 1. Dorsale } Ansicht des Embryos.
Fig. 2. Ventrale }

Fig. 3. Schnitt durch einen älteren Embryo, parallel dem Mesometrium geführt.

Die gefassführenden Allantoiszotten haben sich infolge von Schrumpfung von dem Chorionektoderm zurückgezogen, welches mit dem Uteringewebe fest verbunden ist.

Fig. 4. Chorionzotten desselben Embryos bei 165 maliger Vergrösserung.

Fig. 5. Becherförmige Placenta eines etwas älteren Entwickelungsstadiums. Vergr. $^6/_1$.

Uteruswand zum Teil entfernt, zum Teil zurückgeschlagen, so dass die stielartige Verbindung von Placenta mit Uteruswand sichtbar wird. Zwischen dem zugeschärften, eingekerbten Rande *R* der Decidua reflexa tritt die Keimblase *Ch* frei zu Tage.

Fig. 6. Geöffnetes Uterussegment, in 3 maliger Vergrösserung.

Der Uterus misst 2,3 Centimeter in der Länge, 1,9 Centimeter in der Dicke und ragt hier und da über die Uteruswand heraus. Die Uteruswand mit dem daran festverbundenen Allantochorion (solide Platte der Allantois) ist deckelartig bis ungefähr zur Placenta abgehoben; zurückgeblieben ist nur der am Mesometrium gelegene Teil der Uteruswand mit der Placenta, die überzogen ist von der Allantois. Die Placenta ist nicht sichtbar. Im locker gefalteten Amnion liegt der 15 Millimet. lange und 10 Millimet. dicke, stark gekrümmte Embryo; an seiner linken Seite ist der solide Dottersack sichtbar. Das Amnion ist geöffnet, der Embryo vom Nabelstrange abgelöst und zurückgeschoben. Der zu Tage tretende Dottersack ist 10 Millimeter lang und 8,5 Millimeter breit und sitzt wie eine Blattspreite am Blattstiele dem Nabelstrange an.

Fig. 7. Dottersack einer nahezu ausgetragenen Frucht nebst Umgebung, in natürlicher Grösse.

Die Uteruswand ist aufgeschnitten und nach rechts und links zurückgeklappt, der Embryo vom Nabelstrang *N* abgetrennt und in das Amnion ein Fenster geschnitten (vergl. Fig. 8); ein Teil des Amnions ist am Nabelstrang belassen. In dem eröffneten Exocolom liegt der nierenförmige, abgeplattete und an den Rändern eingeschlagene Dottersack (vergl. Fig. 8). Ein Teil der Allantoisgefässe *Allg* schaut unter dem Dottersacke hervor; der Rand der Placenta *R* schimmert durch.

Fig. 8. Halbschematischer Durchschnitt durch das gleiche Objekt der vorigen Zeichnung, in natürlicher Grösse.

Der Embryo ist abgeschnitten und nur der Placentarteil des Uterus berücksichtigt. Zur Orientierung sei gesagt, dass ausserhalb des Bereiches der Placenta Uteruswand, Allantochorion und Amnion miteinander verlötet sind, während im Gebiete der Placenta das Exocolom, in welchem der Dottersack gelagert, noch erhalten geblieben ist. Das Allantoislumen ist auf unbedeutenden Raum beschränkt und umgiebt ringförmig den Allantoisgefässstiel. Das Lumen des Dottersackes ist vollständig geschwunden, und man bemerkt seine Anheftung an den Nabelstrang, sowie auf der linken Seite den eingeschlagenen Rand.

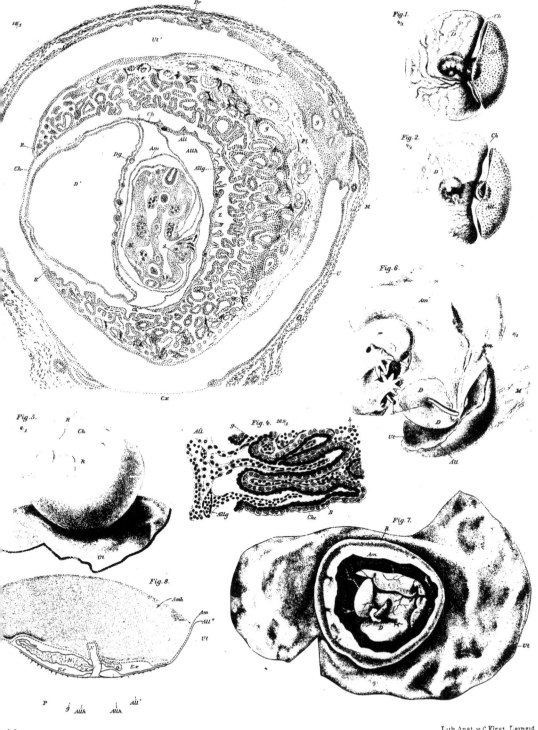

Fig. 1.

Fig. 2.

Fig. 6.

Fig. 5.

Fig. 4.

Fig. 7.

Fig. 8.

del.

STUDIEN

ÜBER

ENTWICKELUNGSGESCHICHT

DER TIERE

VON

D̲R̲. EMIL SELENKA

PROFESSOR IN ERLANGEN.

FÜNFTES HEFT.

ZWEITE HÄLFTE.

MIT FÜNF TAFELN IN FARBENDRUCK.

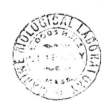

WIESBADEN.
C. W. KREIDEL'S VERLAG.
1892.

CPSIA information can be obtained
at www.ICGtesting.com
Printed in the USA
BVHW041759291118
534360BV00006B/26/P

9 780656 744718